Cétogène

Livre de cuisine avec des recettes pour la combustion des graisses et la perte de poids permanente

---

Arnold yates

Clause de non-responsabilité & juridique

Les informations contenues dans ce livre et son contenu ne sont pas conçues pour remplacer ou se substituer à toute forme d'avis médical ou professionnel ; et n'est pas destiné à remplacer la nécessité pour les indépendants médicaux, financiers, juridiques ou autres avis professionnels ou des services, qui peuvent être nécessaires. Le contenu et les informations contenues dans cet ouvrage a été fournie pour l'éducation et à des fins de divertissement seulement.

Le contenu et les informations contenues dans ce livre a été compilé à partir de sources réputées fiables, et c'est exacte au meilleur des connaissances, informations et croyance de l'auteur. Toutefois, l'auteur ne peut garantir l'exactitude et la validité et ne peut être tenu responsable des erreurs ou omissions. En outre, les modifications sont apportées périodiquement à ce livre comme et quand nécessaire. Lorsqu'approprié ou nécessaire,

Table des matières

Introduction

Corps de l'homme est son temple. Il s'agit d'un morceau commun de sagesse qui a été transmis depuis des générations et il a généralement été qui sommes-nous nous garder physiquement bon. Maintenir une alimentation saine et un mode de vie n'est pas facile pour la plupart d'entre nous, mais il est essentiel si nous voulons vivre une vie longue, productif et heureuse.

Ces vies pourraient être vides de bon nombre des maladies courantes et maladies qui affligent le corps quand une bonne alimentation et la nutrition ne sont pas respectées. C'est à chacun de nous d'être notre propre avocat dans cette bataille et de savoir ce que nous mettons dans notre corps a un effet direct sur notre soi physique, humeur, tempérament, vie au travail et oui même amour de la vie. Il y a certains aliments que vous devriez consommer afin d'améliorer votre corps en général. Vous souhaitez maintenir un niveau de sucre dans le sang.

Les principales idées derrière cet ouvrage sont de discuter de prendre le contrôle de notre alimentation. Il y a des avantages pour tout le monde si nous nous contentons de regarder et écouter. Il s'agit comment gérer nos envies et effectivement nous garder en bonne santé. La parle de livre de façons nouvelles et novatrices, que nous pouvons réellement améliorer notre santé, de l'intérieur. Les avantages à faire ces sont immenses en suivant les conseils donnés et embrassant la diète de ragondin denses en nutriments.

Le livre traite de ces types de problèmes et comment être efficace comme nous garder sur la bonne voie et sachant ce que nous sommes consommer. Être capable de discerner entre les options saines et malsaines fera une énorme différence. Essayez les plats rapides et savoureux qui ne vous fera pas pensez que vous mangez sain. Dans l'ensemble le livre est une ouverture d'oeil regarder comment aliments interagit avec notre corps et comment nous pouvons contribuer à améliorer cette relation pour être mutuellement bénéfiques entre le choix des aliments nous font et la façon dont notre fonction d'organes.

Chapitre 1 – je suis reconnaissante !

Notre société trouve de nouvelles façons d'améliorer notre mode de vie. La présence de gymnases publics, les équipements de gym à vendre, libre d'entraînement apps sur votre téléphone mobile ou tablette et beaucoup plus, sont la preuve que nous planifions notre avenir pour un meilleur style de vie qui vont répondre ou donner les résultats que vous aurez besoin. L'exercice est un des éléments clés pour atteindre l'objectif dudit, mais, vous devez également avoir un régime alimentaire qui adapterait à vos besoins d'entraînement. Les chercheurs ont prouvé que manger de la nourriture juste à la bonne quantité combinée à un exercice pas si intense est une meilleure façon de perdre du poids que manger ce que vous voulez et mener un entraînement intense par la suite. Si vous souhaitez perdre du poids, tout d'abord planifier votre alimentation avant toute chose. De nombreux plans de régime peut être facilement accessible par le biais de la bibliothèque ou sur internet, assurez-vous simplement que votre ressource est fiable. Certains de ceux qui sont le régime Atkins, régime végétarien, régime végétalien, Raw Food Diet, régime méditerranéen et régime cétogène.

Régime cétogène est l'un des régimes plus populaires aujourd'hui. Avant de commencer le régime lui-même va, laissez-nous définir quelques termes qui nous aiderait à avoir une meilleure compréhension de ce qui est régime cétogène. Tout d'abord, la cétose est une forme de sucre, tels que le fructose, contenant dans ses groupes cétone acylic forme par molécule. Cétone est une classe de composés organiques que se caractérise par un groupement carbonyle attaché à deux atomes de carbone. Ceci peut être observé nous regardons la structure chimique de ketoses. Corps cétoniques, acétoacétate et hydroxybutyrate étaient considérés comme nuisibles métaboliques par - dans l'urine des patients avec acidocétose diabétique. Mais il a fallu de temps pour les chercheurs de découvrir que produisant cétone corps sont normalement produit par le foie puis exporté pour servir comme une source alternative de carburant ou d'énergie pour la plupart des tissus extra hépatiques. Pour résumer le tout, la cétose est un sucre qui contient une source alternative d'énergie appelée cétone. La cétose est un processus métabolique dans notre corps qui a un taux extrêmement élevé de brûler les graisses. Par l'intermédiaire de corps cétoniques, nos fonctions cérébrales, après avoir transformé de graisses par le foie. Ceci est principalement contrôlé par le niveau d'insuline de la personne qui fait ce régime, parce que c'est le seul responsable pour le substrat nécessaire pour subir une cétose.

Le régime cétogène a été conçu pour aider à traiter les personnes souffrant d'épilepsie, mais a été maintenant remplacé par médicaments anti-crise à subir une chirurgie du cerveau futile. Maintenant, ce traitement a été utilisé pour perdre du poids. Ce régime exige moins de glucides, modérée en protéines et plus grosse habitude alimentaire. La consommation de glucides devrait seulement varier de 20 à 60 grammes par jour. Les besoins quotidiens en protéine doit être atteint, cela serait dépend de votre taille, poids, sexe, âge et type de routine d'entraînement que vous avez. Et l'accent de cette diète est le nombre de calories qui sera remplie par la graisse. Cela représentera pour environ 20-25 % des calories proviennent des protéines, 5 à 10 % de glucides, 70 -7 5 % de matières grasses. Si vous vous demandez pourquoi le gras est celui qui a représenté la plupart f les calories, c'est parce que la graisse ne peu ou pas d'effet sur votre sucre dans le sang ou le niveau d'insuline. Tandis que si les protéines ont été repris plus que ce qui est nécessaire, il en résultera sûrement à un niveau élevé d'insuline. L'insuline contrôle la libération et la combustion des acides gras, des niveaux élevés d'insuline mettra un terme à cette production, il n'y aura donc aucun substrats disponibles qui sont nécessaires en cétose. Si vous êtes inquiet pour l'énergie que vous allez avoir besoin pour travailler, vous inquiétez pas plus. Parmi les glucides, les protéines et les graisses, également appelés comme les lipides, glucides est notre source habituelle d'énergie tandis que la protéine est stockée dans les muscles, tandis que les lipides sont simplement stockés. À l'aide de ce régime, en raison de la quantité de glucides, votre corps devra un carburant de remplacement pour vos cellules de fonctionner parfaitement ; C'est là le rôle des lipides ou graisses devient très important.

Combustion des graisses donne dix fois plus d'énergie que ne le fait en glucides.

Se livrer à ce genre de régime, plus vos routines d'entraînement vous laisse avec deux options à suivre, Tae Kwon DO, également connu sous le nom cible Keto Diète, ou CKD, cyclique diète cétonique. Il y a des différences dans ce plan alimentaire. La diète cétonique ciblée est un meilleur choix si votre routine d'entraînement implique plus de souche et de mouvements intenses car cela pourrait besoin certains hydrates de carbone pour fonctionner adéquatement. Ce régime vous oblige à manger des glucides juste avant et juste après votre séance d'entraînement. En revanche, cyclique diète cétonique ou CKD vous oblige à avoir l'apport minimal de 20 à 60 grammes par jour durant la semaine pour votre routine d'entraînement, qui aurait sûrement appauvrissent la fourniture de glycogène de vos muscles, puis rattraper ou manger beaucoup de glucides le week-end. Ceci est fait pour rajeunir votre glycogène musculaire afin que vous puissiez faire bien dans votre séance d'entraînement pour la semaine suivante. Lorsque vous procédez ainsi, vous généralement découpées les matières grasses dans votre alimentation et prendre seulement les glucides et les protéines.

Ce régime est très efficace quand vous voulez perdre les graisses sur votre ventre, cuisses et bras ou dans n'importe quelle partie de votre corps. Ce régime conditions votre corps abaisser les niveaux de votre insuline, une hormone-stockage des graisses, donc graisseux est épuisées pour servir à l'énergie stockée dans les résultant au rétrécissement du dépôt de graisses dans votre corps. Cela vous aidera également à garder en ligne avec le régime alimentaire parce que vous souhaitez consommer des quantités moindres de calories et perdre du poids sans même se sentir affamé.

Il existe des technologies innovants qui sont disponibles pour vous de garder une trace de votre niveau de cétone. Il est composé d'une aiguille qui prendrait un échantillon de votre sang et cet appareil affichera instantanément votre niveau de cétone de sang en quelques secondes. Ce régime est très efficace si les locaux appropriés ont été respectées. Mais n'oubliez pas que vous devez consulter un médecin ou cliniques qui offrent des régimes qui impliquent un régime cétogène, avant de vous mettez dans tous ces. En outre, vous faites ceci pour votre propre santé.

Définition du régime cétogène

Régime cétogène est fondamentalement un régime faible en glucides, où les corps cétoniques dans le foie sont produites par le corps pour être une source d'énergie de substitution. Ce régime est également connu sous le nom régime céto, faible teneur en glucides riches en graisses (LCHF), régime low carb etc.. Puisque notre corps est très bien habitué aux glucides, nous consommons normalement une alimentation riche en glucides qui produit l'insuline et glucose.

- Taux de glycémie est source d'énergie principale de l'organisme étant la molécule la plus simple pour être convertie en énergie

- L'insuline est la substance chimique produite dans la circulation sanguine pour traiter le glucose.

Les graisses sont habituellement stocke dans notre système, puisque notre source d'énergie primaire est le glucose, en particulier sur une diète élevée en glucides. En réduisant l'apport en glucides, introduction de cétose dans le corps afin de produire des corps cétoniques.

- La cétose a lieu lorsqu'il y a un niveau plus bas de consommation des aliments dans notre système. Avec l'aide de ce processus, le corps peut survivre même si l'apport alimentaire est diminuée.

- Cétones sont le produit de ventilé d'après le stockage des graisses dans le foie pendant le processus de cétose.

Cette méthode prive de glucides et pas de calories. Puisque le corps est très adaptatif, quand vous enlevez glucides sa volonté de chercher une autre source d'énergie qui sont facilement disponibles à la consommation, et puisque la graisse est juste dans le stockage, il va commencer à graver et à produire des corps cétoniques.

Quand vous faites des activités différentes, il y aura différents niveaux d'énergie nécessaires, donc vous devez savoir celui qui fonctionne le mieux pour vous. Les aliments devraient être utilisés correctement afin que vous puissiez maximiser l'effet aussi bien. Certaines personnes ont du mal à maintenir pour les raisons suivantes

Trop ou trop peu de protéines :

La cétose va frapper sur votre ou la perte de masse musculaire.

Trop ou trop peu de matières grasses :

Si vous avez le stockage des graisses haute alors la tendance est que vous permettra d'avoir plus de graisse en stock ou si vous avez trop peu vous n'aurez assez d'énergie pour soutenir votre activité.

Trop d'hydrates de carbone :

Étant donné que l'objectif est de passer du glucose sur les cétones, un plus grand apport de glucides fera votre corps revenir à la régulière carb haut régime et remettre les graisses en stockage.

Étant donné que les individus ont des différences la clé est expérimentation sur qui est la méthode idéale de perte de poids pour vous. Vous avez la liberté de savoir celui qui fonctionne le mieux. Certains font un carb-charge hebdomadaire et certains trouvent une CDK 15 jour régime devis pour eux.

ASTUCE : Au cours de la séance d'entraînement INTENSE, hydrates de carbone et à la cétose peuvent coexister. Selon votre progression physique et la performance dans votre activité, vous ne devrait pas consommer plus de votre apport en glucides actuel.

Chapitre 2 – les bonnes choses au sujet d'un régime faible en glucides

Comme n'importe quel autre régime, limitant la quantité de la ration calorique s'applique sur cette méthode. Le déficit calorique déclenchera le corps à brûler plus de l'énergie stockée que l'apport lui-même. Il y a beaucoup d'avantages que cette méthode de régime alimentaire peut offrir l'enracinement de sa capacité à gérer la faim efficacement que n'importe quel autre régime alimentaire.

Avec ce genre de méthode, vous serez capable de consommer rassasiantes et le remplissage des aliments. Si fait correctement la plupart de l'apport calorique serait de protéines et graisses sont remplissage et délicieux. Enlever les sucres et glucides dans l'alimentation, la quantité de calories que vous consommez normalement laissera plus de place pour remplir par jour. Depuis beaucoup de gens trouvent cette méthode facile et les personnes à la diète ont une nourriture votre temps assez difficile par jour !

Perdre ces kilos en trop n'est pas aussi facile qu'il ressemble, mais avec une bonne alimentation et le travail que c'est certainement réalisable. Les renseignements fournis ci-dessus sont juste les connaissances de base sur la diète cétonique. Avec ceci vous pouvez comprendre quelle meilleure méthode convient à votre style de vie et les besoins.

L'objectif principal du régime cétogène doit devenir plus saine. Avec ce régime, les cétones sont produites et remplacement la présence des glucides dans le corps. Par le biais de processus de métabolisme appelé cétose, cétones sont brûlés pour l'énergie quand il n'y a aucun glucides à brûler. À l'aide de cétones comme combustible pour alimenter le cerveau améliore la capacité du coeur et des organes vitaux comme les reins pour mieux fonctionner.

Les avantages du régime cétogène peuvent être vus dans une semaine. Développent des changements graduels après trois semaines de régime alimentaire régulier. Ces changements comprennent la meilleure capacité de métabolisme du corps, l'homéostasie comme gène développement et croissance.

Lorsqu'il est utilisé comme traitements médicaux pour des maux majeurs

- Épilepsie - régime cétogène est connu comme le traitement plus sûr et plus efficaces pour les personnes souffrant d'épilepsie. Le pouvoir de guérison de ce régime pour prévenir les crises épileptiques dangereux a été utilisé dans le passé. La pratique s'est arrêté pendant le temps où antiépileptiques ont été introduits sur le marché. Elle est devenue populaire à nouveau quand un parent a exigé cette méthode à utiliser pour traiter son fils de mois 20 qui devient meilleur après 4 jours d'application régulière. Saisies ont été arrêtés et le garçon n'a jamais eu une autre crise grave dans sa vie. Sa guérison incroyable d'épilepsie a été célébré par sa famille par le biais de la formation de Charlie Foundation. Il est donc prudent de dire que le régime cétogène induite pour soigner l'épilepsie protège et modifie l'activité de la maladie.
- La maladie d'Alzheimer — lorsque les corps cétoniques sont abondamment produites dans le corps, ils aident la capacité de la mémoire pour fonctionner. Régime cétogène augmente les acides gras essentiels nécessaires pour combattre les effets de cette maladie mentale. Elle renforce la capacité du

cerveau à ramener des images et des pensées de la mémoire.

- Le diabète – restriction d'admission Carb sur cette diète aide les patients diabète 2 à contrôler leur glycémie et l'insulinémie. En éliminant les aliments riches en glucides peuvent aussi malsains compense l'insulino-résistance et renverse les effets du syndrome métabolique.

- La maladie de Parkinson – régime cétogène soulage certains symptômes de cette maladie en réparant les dommages respiratoires mitochondriales qui se produisent lorsqu'il y a surabondance d'espèces réactives de l'oxygène (ROS) et des radicaux libres. Lorsqu'il y a une stimulation excessive des neurotransmetteurs chimiques, il endommage les cellules nerveuses de la substantia nigra (la structure du cerveau qui contrôle les mouvements). Le dommage affecte les fonctions du système nerveux central.

- Cancer-cétogène élimine les glucides qui deviennent le glucose. Cellules cancéreuses fondamentalement besoin de glucose pour prospérer dans le corps. Lorsque ces cellules menaçants sont privées, la multiplication active du cancer est réduite.

Pour les affections liées au mode de vie

- Stress-la partie du cerveau qui est vulnérable au stress est l'hippocampe. Face à des événements difficiles et stressantes, cette région perd ses cellules saines du cerveau qui affectent les émotions, la mémoire et la capacité du cerveau de l'apprentissage. Régime cétogène induit la production des mitochondries qui stimule le cerveau pour lutter contre le stress.
- L'obésité – une version modifiée et améliorée de la diète cétogène est utilisée pour aider à se débarrasser du gain de poids non désirée. Il contrôle l'appétit et freine la fixation alimentaire qui aide à la perte rapide d'excès de graisses dans le corps. Il cible également la raison sous-jacente du gain de poids qui est un déséquilibre hormonal. Lorsqu'il y a un déséquilibre, la tendance du corps est de ressentir la faim extrême constamment et se bourrer. Cela amène le gain de poids et de faible consommation d'énergie.
- Douleurs musculaires et articulaires - régime cétogène élimine les grains qui sont coupables de musculaires chroniques et problèmes d'articulations. Il prévient la rigidité des muscles et une inflammation qui peut causer de l'arthrite douloureuse ou polyarthrite rhumatoïde.

- Les maladies de cœur – régime cétogène réduit la production de cholestérol qui vient de l'excès de glucose. Lorsque le cholestérol est contrôlé, l'inflammation disparaît et il n'y a moins de dommages aux artères. Il augmente le cholestérol HDL qui aide à garder le coeur en bonne santé. Il réduit la C réactive protéine (CRP) ainsi que des protéines de HbA1c qui sont des facteurs contribuant aux maux de coeur. Il neutralise également niveau de triglycérides qui élimine le risque de crises cardiaques.
- Santé buccodentaire – régime cétogène garde dents et des gencives en bonne santé. Il empêche la formation de la cavité, les maladies des gencives et des dents se désintègre.

Plus de bienfaits :

- Il prévient la rétention d'eau en aidant les reins éliminent non désirés de sodium dans le corps. Régime cétogène utilise des aliments qui ont des effets diurétiques qui favorisent l'élimination facile des déchets du corps par l'urine.

- Elle contribue à une bonne digestion des aliments, ce qui réduit les douleurs d'estomac, formation de gaz et les ballonnements.

- Il améliore le sommeil patterns et élimine le problème d'apnée du sommeil. La plupart des américains confrontés à des problèmes de sommeil chroniques. Ils ne peuvent pas dormir bien nuit et toujours somnolent pendant la journée. Régime cétogène est une méthode efficace de promotion bonne nuit de repos, qui se traduit au mieux bien-être physique et mental. Il élimine la sensation de fatigue et améliore grandement leur qualité de vie.

- Il stabilise à condition de l'humeur en déclenchant la production de sérotonine et de dopamine dans le cerveau. Les avantages de l'augmentation de ces neurotransmetteurs calmants réduisent le niveau d'anxiété qui peut apporter beaucoup de maladies neurodégénératives.

- Il fournit la pensée mieux et plus clair. Trop de glucose rend le cerveau brumeux et affecte ses fonctions cognitives. Régime cétogène améliore la capacité du cerveau à fonctionner car elle augmente le flux sanguin vers le cerveau de 39 %. Cela alimente le cerveau à travailler non-stop à son niveau optimal.

- Il apporte le niveau de haute énergie. Lorsque les corps cétoniques sont utilisés comme combustible, ils apportent une énergie constante et stable qui peut soutenir le besoin du corps et l'esprit pour faire face aux différentes activités. Il élimine la faiblesse et fatigue en fournissant une énergie débordante.

- Il prévient le vieillissement prématuré. Régime cétogène rajeunit les cellules de débusquer des protéines qui contribue aux premiers signes du vieillissement. Par le biais de processus de cétose, cellules endommagées et vieux sont remplacées par des neuves. Il protège l'organisme contre les virus, les bactéries et les infections microbiennes.

- Une peau plus claire et mieux – il se débarrasse de l'inflammation de la peau et réduit la formation de l'acné dans les trois mois de régime cétogène ordinaire. Il évacue les toxines du système de corps qui déclenche des poussées d'acné et autres problèmes de peau.

N'oubliez pas que comme n'importe quel autres diètes, Ketogenic a des effets négatifs ou indésirables trop. Assurez-vous de consulter votre docteur d'abord avant la mise en œuvre de cette stratégie d'alimentation. Ce genre de régime est très strict et nécessite beaucoup de volonté pour éviter les boissons ou aliments sucrés-laden, haute-calorique. Il a besoin de beaucoup de discipline pour respecter ce régime surtout pendant les premiers jours ou les semaines à cause de la Maj métabolique. Mais n'oubliez pas de respecter les règles pour éviter les pièges communs de régimes amaigrissants. Laissez la transition se produit naturellement et en douceur. La récompense à la fin est bénéfique pour votre bien-être global.

<u>Chapitre 3 – diabète inverse avec ces recettes</u>

Il est maintenant temps pour vous préparer et faire cuire vos propres repas. N'oubliez pas qu'il n'y a pas de meilleur moyen pour vous de perdre du poids que savoir comment préparer sains et nutritifs ' alimentaire.

Oignon et Quiche fromage

5-6 tasses de fromage râpé jack coly ou vous pouvez utiliser muenster (diviser en deux)
2 cuillères à soupe de beurre (en rajouter pour graisser les moules)
1 grosses finement haché oignon (blanc)
12 morceaux de grande taille des oeufs, (en liberté ou organique)
2 tasses de crème épaisse
1 cuillère à café de sel
1 cuillère à café de poivre noir (masse)
2 c. à thé de thym (séché)

Itinéraire :

1. Préchauffer le four à 350 degrés.
2. en utilisant une casserole, faire fondre le beurre au milieu à faible chaleur puis ajouter les légumes et faire sauter jusqu'à ce que l'oignon devienne tendre et translucide. Retirez du feu puis mettre de côté.
3. Etaler du beurre dans un moule à quiche de 10 pouces ou vous pouvez également utiliser des casseroles de tarte profonde. Mettre 2 tasses de fromage râpé au fond de la beurré pan puis ajoutez uniformément un demi tasse des légumes sautés sur chaque pan.
4. en utilisant une grande taille bol à mélanger, fissure 12 œufs. Ajouter la crème et les épices puis fouetter tous ensemble jusqu'à ce que bien mélangé et mousseuse. Verser la moitié du mélange

sur chaque de la casserole avec les légumes et le fromage. Utiliser une fourchette délicatement pour répartir les légumes et les fromages au mélange crème-oeuf.

5. Placer les moules quiche dans le four. Assurez-vous que vous allez laisser un demi-espace pouces entre chacun d'eux de la quiche puis cuire au four environ 20-25 minutes ou jusqu'à ce que la quiche définit et devient gonflé et doré au centre. Une autre façon de vérifier si la quiche est déjà cuite est en utilisant un couteau et insérer dans le milieu. Si il ressort propre, cela signifie que votre quiche est déjà cuit.

6. couper la quiche à 6 portions égales. Servir chaud et bonne chance !

7. vous pouvez garder le reste de la quiche à l'intérieur du réfrigérateur et faites-les chauffer au micro-ondes le lendemain. Lorsque vous les placez sur un congélateur, elle durera pendant deux semaines et à l'intérieur du réfrigérateur, cela durera pendant une semaine.

Pudding de protéines Choco clerbois

Ingrédients :

3 cuillères à soupe de graines de clerbois

1 tasse de lait d'amande (non sucré ; vous pouvez également utiliser le lait de soja ou lait de soja)
1 cuillère de poudre de protéine aromatisée au chocolat (vous pouvez également utiliser la poudre de cacao)
1/4 tasse de framboises (choisissez de congelées ou fraîches)
1 cuillère à café de miel (optionnel ; si vous avez utilisé des protéines en poudre, vous pouvez supprimer cet ingrédient)

Itinéraire :

1. mélanger le lait d'amande et poudre de protéines au chocolat tous ensemble. Utiliser une fourchette pour bien le mélanger.
2. Ajoutez les graines de clerbois dans le mélange et les combiner avec une fourchette.
3. laisser reposer pendant environ 5 minutes. Une fois fait, remuer à nouveau pour un autre 5 minutes et laisser reposer dans le réfrigérateur pendant environ 30 minutes.
4. servir et ajouter les framboises sur le dessus, Profitez-en !
5. vous pouvez transférer et garder le reste du mélange sur le dessus du pudding.

Bacon et des oeufs au four

2 cuillères à soupe de beurre
4 gros œufs de tailles
1 tasse de fromage cheddar (râpé)
1 tasse de crème épaisse (chauffée jusqu'au chaud)
8 tranches de bacon (cuit et émietté)
Poivre et sel pour la dégustation

Itinéraire :

1. Préchauffer le four à 350 degrés. Étaler du beurre à 4 petits ramequins en céramique ou des petits verres.
2. casser l'oeuf sur chacun du ramequin.
3. recouvrir les oeufs avec 1/4 tasse de la crème chauffée et 1/4 tasse de fromage. Assaisonnez avec le poivre et le sel.
4. mettre les ramequins dans un moule et remplissez-le d'eau, juste assez pour devenir la moitié sur les côtés des ramequins. Cuire au four pendant environ 15 minutes ou jusqu'à ce que le fromage soit complètement fondu et les blancs de œufs sont effectués.
5. émietter quelques tranches de bacon sur le dessus de chaque oeuf. Servir chaud et bonne chance !

Shake protéiné blanc Choco amande

Ingrédients :

16 oz de lait d'amande (sans sucre)
4 oz de crème épaisse
2 boules de vanille du lactosérum en poudre (marque dépend de votre préférence)
1 cuillère à soupe de sirop de choco blanc (choisir la variante libre de sucre)
1/2 tasse de glace concassée

Itinéraire :

1. mettre tous les ingrédients : dans un mixeur. Impulsions jusqu'à ce qu'elle devienne lisse.
2. transférer dans 2 verres. Boire avec un ami et bonne chance !

Calico oeufs brouillés

Ingrédients :

8 oeufs
1/4 tasse d'oignon haché
1/2 tasse de poivron vert haché
1/2 tasse de tomate fraîche hachée
1 cuillère à soupe de beurre
¼ c. à thé d'aneth
¼ c. à thé poivre
¼ c. à thé sel

1. dans une poêle antiadhésive, faire revenir l'oignon et le poivron vert dans le beurre. Retirer du feu et mettre de côté.
2. dans un bol, battre les oeufs et ajouter l'aneth, poivre et sel. Verser dans la poêle. Remuer doucement à feu moyen. Une fois que les œufs soient presque pris, ajouter le mélange de poivre ainsi que les tomates fraîches. Cuire jusqu'à ce que les œufs soient pris complètement.

Tomate et oeufs brouillés

3 oeufs
3 cuillères à soupe d'oignon haché finement
3 cuillères à soupe de beurre ramolli (divisé)
1 tomates fraîches coupées en dés
¼ c. à thé sel
¼ c. à thé poivre

1. dans un bol, fouettez les œufs, le sel et le poivre. Mettre de côté.
2. dans une poêle antiadhésive, faire revenir l'oignon jusqu'à ce qu'il soit tendre dans 1 cuillère à soupe de beurre. Ajouter le mélange aux œufs. Remuer à feu moyen à vif jusqu'à ce que les œufs soient pris. Retirer du feu et ajouter les tomates fraîches.

Omelette du sud-ouest

Ingrédients :

6 œufs légèrement battus

1/2 tasse d'oignon haché

1 avocat mûr de tranchées finement

piment jalapeno émincé 1

1 tomate hachée

1 cuillère à soupe d'huile d'olive

1/2 tasse râpé le fromage cheddar (divisé)

sel de cuillère à soupe ¼

cuillère à soupe ¼ poivron

Itinéraire :

1. dans une poêle antiadhésive, faire revenir le piment jalapeno et oignons dans l'huile d'olive jusqu'à tendreté. Retirez de la poêle et mettre de côté. En utilisant la même poêle anti-adhésive, verser les oeufs, couvercle et cuire à feu faible chaleur pour environ 3 à 5 minutes.

2. saupoudrez les oeufs avec le fromage de cheddar de mélange, d'avocat, tomate et 1/4 tasse oignon. Assaisonner de poivre et de sel.

3. plier l'omelette en deux. Couvrez et faites cuire pendant 3 à 5 minutes ou jusqu'à ce que les œufs soient pris complètement. Saupoudrer avec le reste du fromage cheddar et retirer du feu. Transfert à chaud servant de plateau.

Salade de poulet Peri-Peri

Ingrédients :

2 tasses d'épinards

½ portion d'un morceau de poitrine de poulet

½ d'un petit avocat de taille

Un morceau de lard (choisir la variante faible en sodium)

1 cuillère à soupe de Peri Sauce Peri

Itinéraire :

1. dans une casserole, cuire le bacon jusqu'à ce qu'il devienne croustillant.

2. couper les poitrines de poulet même des tranches et cuire dans la graisse de bacon pendant 4-6 minutes ou jusqu'à ce que le poulet soit bien cuit.

3. pendant ce temps, couper l'avocat même des tranches et émietter le bacon.

4. disposez la salade en plaçant les épinards dans un grand bol. Garnir de poulet, avocat et sauce Peri-Peri.

5. saupoudrer de bacon émietté sur le dessus. Servir et déguster !

Poulet Piccata

Ingrédients :

4 (4 onces) morceaux de poitrine de poulet désossée et sans peau coupées en deux

1/4 tasse de beurre en cubes

½ cuillère à café de poivre

½ cuillère à café de sel

1 cuillère à soupe de romarin

1 cuillère à soupe de thym

1/4 tasse de jus de citron frais

¼ tasse d'eau

Itinéraire :

1. aplatir les poitrines de poulet dans l'épaisseur de ½ pouce.

2. dans un sac à fermeture éclair, mélanger le poivre, le sel, le romarin et le thym. Ajouter le poulet, un à la fois et secouer pour bien enrober.

3. dans une poêle antiadhésive, dorer les poitrines de poulet au beurre, à feu moyen. Ajouter le jus de citron et l'eau. Porter à ébullition. Réduire la chaleur et laisser mijoter, sans couvercle, pendant environ 12 à 15 minutes.

Salade de légumes infusé avec du Quinoa

Ingrédients :

1/2 tasse rincé quinoa

1 échalote hachée

1 tasse de moitiés de tomates cerises

1 petite carotte râpée

1 cuillère à soupe hachée persil frais

1 cuillère à soupe hachée thym frais

1 tasse de gelée de petits pois

2 tasses d'épinards frais

1 tasse d'eau

Vinaigrette :

2 cuillères à soupe de citron jus

1 cuillère à soupe de vinaigre balsamique

2 cuillères à café d'huile d'olive

1 ½ c. à thé moutarde de Dijon

¼ c. à thé sel

1/8 c. à thé poivre

¼ c. à thé de sucre

1. dans une casserole, porter l'eau à ébullition, puis ajouter le quinoa. Réduire la chaleur, couvrir la saucep-an et laisser mijoter pendant environ 8 à 10 minutes ou jusqu'à ce que le quinoa a complètement absorbé l'eau. Retirer la casserole du feu puis faire bouffer le quinoa avec une fourchette.

2. Transférez le quinoa cuit dans un bol de taille moyenne et laisser refroidir. Ajouter l'échalote, les tomates cerises, carottes et petits pois.

3. dans un bol de taille moyenne, mélanger le jus de citron, vinaigre balsamique, huile d'olive, moutarde de Dijon, sel, poivre et sucre. Verser le mélange de vinaigrette sur le mélange de légumes-quinoa puis mélanger jusqu'à ce que tout est bien enrobé. Réfrigérer jusqu'au moment de servir.

4. au moment de servir, placer les épinards sur une assiette de service puis garnissez avec le mélange de légumes-quinoa.

Boeuf haché cétogène Stir Fry

1 cuillère à soupe d'huile de coco

½ d'un oignon de taille moyenne

5 morceaux de champignons de tailles moyennes

2 morceaux de feuilles de chou frisé

1/2 tasse de brocoli

poivron rouge de taille moyenne ½

300 grammes de boeuf haché

1 cuillère à soupe d'épices chinois 5

1 cuillère à soupe de poivre de cayenne

Itinéraire :

1. couper le poivron rouge, le brocoli, l'oignon et le chou frisé. Émincer les champignons.

2. à l'aide d'un grand wok, faire chauffer l'huile de noix de coco feu moyen à vif. Faire sauter les oignons environ 1 minute.

3. Ajoutez les légumes restants et mélangez les alevins pendant environ 2 minutes. Continuer à remuer.

4. ajouter le boeuf haché et aux épices 5 chinois et continuer à cuire encore 2 minutes.

5. le couvercle et laisser cuire pendant environ 5 minutes ou jusqu'à ce que le boeuf soit bien cuit.

6. transférer dans une assiette. Servir chaud et bonne chance !

Poulet avec Sauce aux fines herbes

Ingrédients :

- 4 (4 onces) morceaux de poitrine de poulet désossée et sans peau coupées en deux

- Poivre ½ cuillère à café

- Sel ½ cuillère à café

- 2 cuillères à soupe d'huile d'olive (divisé)

- Beurre de 2 cuillères à soupe (divisé)

- 1 cuillère à soupe hachée persil frais

- 1 cuillère à soupe hachée ciboulette

- 1 cuillère à café de moutarde de Dijon

- 1 cuillère à café hachée basilic frais

- 2 c. à thé de jus de lime frais de

- ½ tasse d'eau

Itinéraire :

1. entre deux feuilles de papier ciré, placer les poitrines de poulet. À l'aide d'un maillet, aplatir les poitrines de poulet uniformément. Saupoudrer les deux côtés des aplatir de poitrines de poulet avec sel et poivre.

2. dans une poêle antiadhésive, chauffer 1 cuillère à soupe d'huile d'olive et 1 cuillère à soupe de beurre. Dorer les poitrines de poulet à feu moyen à vif pendant environ 5 à 7 minutes de chaque côté. Retirer du feu et réserver au chaud.

3. Mélangez le reste de l'huile d'olive, beurre restant, persil, ciboulette, moutarde de Dijon, basilic frais, jus de lime et l'eau pour les jus de cuisson. Remuer jusqu'à ce que le beurre soit complètement fondu. Servir sur les poitrines de poulet. Profitez !

Poulet et champignons

4 (4 onces) morceaux de poitrine de poulet désossée et sans peau coupées en deux

¼ c. à thé poivre

¼ c. à thé sel

4 cuillerées à café d'huile d'olive (divisé)

1 gousse d'ail émincée

1 tasse en quartiers bébé portabello champignons

Jus de 1 citron moyen

4 tranches de citron

½ tasse d'eau

2 cuillères à soupe de câpres

Itinéraire :

1. aplatissez les blancs de poulet dans 1/8 pouce d'épaisseur. Assaisonner les blancs de poulet, saler et poivrer.

2. dans une poêle antiadhésive, chauffer 2 cuillères à café d'huile d'olive sur feu moyen. Faire cuire les poitrines de poulet assaisonnées pendant environ 2 à 3 minutes de chaque côté ou jusqu'à ce que le jus des séries de poulet clair. Transférer dans un plat de service et garder au chaud.

3. dans la même poêle anti-adhérante, chauffer le reste de l'huile d'olive à feu moyen à vif. Ajouter une couche unique de bébé portabello champignons et cuire, sans brasser, pendant environ 3 à 5 minutes ou jusqu'à ce que la tour champignons brun-rouge sur un côté. Mettez les champignons, puis ajouter l'ail et cuire pendant 2 minutes. Ajouter l'eau et porter à ébullition. Ajouter le jus de citron et les tranches de citron au mélange. Incorporer les câpres et poursuivre la cuisson jusqu'à ce que le mélange épaississe. Ajouter le poulet préparé pour le mélange et la chaleur soigneusement. Servir chaud et bonne chance !

Poulet au citron ail

Ingrédients :

2 (4 onces) morceaux de poitrine de poulet désossée et sans peau coupées en deux

1 ½ c. à thé d'huile d'olive

1/8 c. à thé poivre

1/8 c. à thé sel

¼ c. à thé séché origan

½ cuillère à café séchée basilic

1 gousse d'ail épluché

1/4 tasse d'eau

2 cuillères à soupe fraîches jus de citron (divisé)

Itinéraire :

1. Assaisonner les blancs de poulet, saler et poivrer.

2. dans un poêlon antiadhésif, faire cuire l'ail et les poitrines de poulet assaisonnées d'huile d'olive pendant environ 4 à 6 minutes. Ajouter le basilic séché, origan séché, d'eau et 1 cuillère à soupe fraîche jus de citron. Réduire la chaleur. Couvrir et laisser les ingrédients : laisser mijoter pendant environ 5 à 8 minutes ou jusqu'à ce que le jus de poulet pistes claires. Transférer dans un plat de service et servir tiède. Arroser avec le jus de citron restant juste avant de servir.

Saumon au four aux herbes

Ingrédients :

2 livres de filet de saumon

4 oz d'huile de sésame

1/2 tasse de sauce de soja (tamari de choisir)

1 cuillère à café d'ail (hachées)

½ cuillère à café de gingembre (sol)

½ cuillère à café de basilic

1 cuillère à café d'origan

¼ c. à thé de thym

½ cuillère à café de romarin

¼ c. à thé d'estragon

4 oz de beurre

1/2 tasse de champignons frais (haché)

1/2 tasse d'oignons verts (haché)

Itinéraire :

1. Si vous avez acheté un grand filet de saumon, coupez-le à la moitié environ ½ livres chacun. Placer dans un sac refermable.

2. mélanger l'huile de sésame, tamari et toutes les épices. Versez le mélange dans le sac refermable avec le saumon.

3. réfrigérer pendant environ 1 à 4 heures.

4. Préchauffer le four à 350 degrés. Une grande ligne de taille plaque de cuisson avec du papier aluminium.

5. Versez tout le contenu du sac dans la poêle doublé. Disposez le poisson pour faire une seule couche.

6. faire cuire le poisson pour tout ninutes de 10-15.

7. pendant ce temps, préparer les légumes. Faire fondre le beurre et ajouter les légumes. Assurez-vous de les enrober uniformément.

8. Retirer les filets de saumon du four. Versez les légumes avec du beurre sur le dessus le saumon. S'assurer qu'ils couvrent uniformément le saumon.

9. faire cuire à nouveau pendant 10 minutes. Servir chaud et bonne chance !

Farcis de thon tomates

1 filet de thon émietté (6 onces)

1 grosse tomate

4 c. à thé d'yaourt grec

½ cuillère à café de moutarde de Dijon

1 cuillère à soupe de céleri

¼ c. à thé sel

Itinéraire :

1. couper les tomates en deux. Évidez la pulpe et les pépins, tout en laissant 1/2 pouce de la coquille. Égoutter à l'aide de serviettes en papier.

2. dans un bol, mélanger le thon émietté, yaourt grec, moutarde de Dijon, céleri et le sel. Remplir les coquilles de tomate avec le mélange et les déposer sur une plaque allant au four. Griller 3 à 4 pouces de la chaleur pendant environ 4 à 5 minutes.

Steak de thon citron

Ingrédients :

4 (6 onces) pieces darnes de thon

jus de citron 1/2 tasse

½ tasse jus de lime

1 cuillère à café d'aneth

2 cuillères à café de gingembre frais hachée

2 cuillères à café de piment rouge broyé flocons

Itinéraire :

1. dans un bol, combiner le jus de citron, jus de lime, d'aneth, de racine de gingembre et les flocons de piment rouge. Retirez 1/4 tasse pour badigeonner. Versez le reste de la marinade dans un sac à fermeture éclair. Ajouter les darnes de thon de =. Sceller le sac à fermeture éclair et tourner pour enrober les darnes de thon. Réfrigérer tout mariner pendant environ 30 minutes.

2. Retirer le steak de thon de la sac à fermeture éclair. Égoutter le thon et jeter la marinade. Faites cuire le thon dans une grille feu moyen sans couvercle, pendant environ 6 à 8 minutes de chaque côté tout en l'arrosant fréquemment avec la marinade réservée.

3. transférer dans une assiette et servir chauds.

Journée bien remplie, poisson au four

2 filets de poisson ½ livres (de votre choix)

1 tasse (8 oz) d'yogourt grec

1/4 tasse de beurre fondu

1/3 tasse de fromage Parmesan râpé

Jet d'huile de noix de coco

mélange de de soupe à l'oignon 2 cuillères à soupe (facultatif)

Itinéraire :

1. couper le poisson en filet en morceaux bouchées ou portion.

2. Enduisez le filet de poisson avec du yaourt grec (vous pouvez mélanger le mélange de soupe à l'oignon avec l'yaourt grec).

3. Appliquez un deux 13 pouces par 9 pouces cuisson plats avec le spray d'huile de coco. Déposer les filets de poisson préparé dans les plats de cuisson graissés. Arroser avec le beurre.

4. cuire à découvert, dans un four préchauffé à 425 degrés pendant environ 12 minutes. Saupoudrer de fromage Parmesan. Cuire au four pendant 2 à 6

minutes ou jusqu'à ce que le poisson peut être facilement émietté à la fourchette. Démouler et servir lorsqu'elle est encore chaude.

Saumon aux pommes et salade d'épinards poêlés

Ingrédients :

Quatre filets de saumon de morceaux (5 onces)

1 cuillère à soupe d'huile d'olive

Pour la pomme et la salade d'épinards

1 botte d'épinards

1 pomme honeycrisp, émincés

3 cuillères à soupe amandes effilées

3 cuillères à soupe fraîches jus de citron

2 cuillères à soupe d'huile d'olive

Itinéraire :

1. dans le saladier, fouettez le jus de citron et huile d'olive. Ajouter les épinards. Mélanger jusqu'à ce que toutes les feuilles d'épinards sont bien enrobés. Laisser reposer pendant environ 10 minutes. Ajouter les tranches de pommes dans la salade d'épinards.

2. chauffer l'huile d'olive dans une grande poêle antiadhésive à feu moyenne à feu doux. Augmenter la chaleur à moyen à élevé et placer le filet de saumon, un à la fois, côté peau vers le

haut dans la casserole. Faire cuire pendant environ 4 minutes ou jusqu'à ce que le côté devient brun doré. Retournez de l'autre côté et faire cuire pendant environ 3 minutes ou jusqu'à ce qu'elle soit ferme au toucher. Servir avec les pommes et salade d'épinards sur le côté.

Saumon coriandre

Ingrédients :

4 (6 onces) morceaux de filets de saumon

2 gousses d'ail hachées

coriandre moulue ½ cuillère à café

2 cuillères à café de jus de lime frais

2 cuillères à café d'huile d'olive

2 gousses d'ail hachées

½ cuillère à café de sel

¼ c. à thé poivre

Itinéraire :

1. dans un petit bol, mélanger la coriandre, sel et poivre. Parsemer les filets de saumon.

2. dans un poêlon antiadhésif, faire cuire le saumon dans l'huile d'olive pendant environ 4 minutes de chaque côté, sur feu moyen. Ajouter le jus d'ail et de la chaux. Réduire le feu et couvrir la poêle. Faire cuire pendant environ 3 à 5 minutes ou jusqu'à ce que le poisson peut être facilement émietté à la fourchette.

Ingrédients :

filets de truite de 1 livre

1 cuillère à soupe finement haché oignon

1 tasse de crème

1 cuillère à soupe de citron jus

½ cuillère à café de sel

½ cuillère à café de paprika

1/4 tasse de fromage Parmesan râpé

Itinéraire :

1. Placez les filets de truite dans un quart de 3 graissé plat allant au four.

2. dans un bol, mélanger l'oignon, la crème sure, le jus de citron, sel et fromage Parmesan. Répartie entre les poissons. Saupoudrer de paprika sur le dessus.

3. cuire à découvert, dans un four préchauffé à 350 degrés pendant environ 20 à 25 minutes ou jusqu'à ce que le poisson peut être facilement émietté à la fourchette.

Salade de pâtes copieux

Ingrédients :

1 paquet (8 oz) pâtes spirale

1/4 tasse de carottes hachées

1/4 tasse de céleri haché

1/4 tasse d'oignon haché

1 tasse de Turquie ou rôti de boeuf cuit

S'habiller

3/4 tasse de mayonnaise

¼ c. à thé sel d'ail ou sel de mer

¼ c. à thé de poivre moulu

¼ c. à thé de citron jus

1/4 tasse de fromage Parmesan râpé

Directions ::

1. préparer et faire cuire les pâtes en spirale en suivant le Directions de paquet :. Une fois les pâtes spirale sont cuit, égoutter et rincer à l'eau

froide. Placer dans un saladier. Mélanger les carottes, céleri, oignons et Turquie ou rôti de bœuf.

2. dans un petit bol, mélanger la mayonnaise, ail sel ou sel de mer, poivre moulu, le jus de citron et fromage Parmesan. Napper le mélange pâtes légumes de la salade de pâtes. Mélanger jusqu'à ce que tout est bien enrobé. Réfrigérer avant de servir.

Salade de pâtes thon italien

Ingrédients ::

1 paquet (8 oz) pâtes petite coquille

1 boîte de thon égoutté (6 onces) dans les eaux claires

6 cuillères à soupe vinaigrette italienne crémeuse

1 tasse de courgettes râpées

1 tasse de carotte râpée

Feuille de laitue (facultative)

1. préparer et faire cuire les pâtes petite coquille en suivant le Directions de paquet :. Une fois les pâtes spirale sont cuit, égoutter et rincer à l'eau froide. Placer dans un saladier. Incorporer le thon, les courgettes et les carottes. Mélanger jusqu'à ce que bien mélangé. Napper le mélange pâtes légumes dans la vinaigrette italienne crémeuse. Mélanger jusqu'à ce que tout est bien enrobé. Réfrigérer avant de servir.

2. dans un milieu un bol, mélanger la vinaigrette ranch, fouet de miracle, la crème sure et ail sel ou sel de mer. Napper le mélange pâtes légumes de la salade de pâtes. Saupoudrez d'amandes et de paprika. Mélanger jusqu'à ce que tout est bien enrobé. Réfrigérer avant de servir.

3. si désiré, servir dans une assiette avec la doublure de la laitue.

Salade de pâtes aux poivrons grillés

1 paquet (12 oz) pâtes spirale tricolore

1 bocal de poivrons rouges rôtis de (7 onces)

1 tasse oignons verts, tranchés

fromage feta 4 onces émiettés

S'habiller

1 enveloppe écrémé vinaigrette italienne

3 cuillères à soupe de vinaigre balsamique

1/2 tasse de bouillon de poulet

Itinéraire :

1. préparer et faire cuire les pâtes tricolore en spirale en suivant le Directions de paquet :. Une fois les pâtes spirale tricolore sont cuit, égoutter et rincer à l'eau froide. De l'autre côté, égoutter les poivrons rouges rôtis. Emincez finement.

2. dans un saladier, mélanger les pâtes spirale tricolore, poivrons rouges, oignons verts et fromage feta.

3. dans un petit bol, fouetter la vinaigrette italienne, vinaigre balsamique et bouillon de

poulet. Napper le mélange pâtes légumes de la salade de pâtes. Mélanger jusqu'à ce que tout est bien enrobé. Réfrigérer avant de servir.

Salade de pâtes grecque rapide

Ingrédients :

1 paquet (8 oz) pâtes spirale

1/4 tasse olives grecques dénoyautées

2 tomates hachées

1 cuillère à soupe égoutté câpres

fromage feta émietté ¼ de tasse

S'habiller

2 cuillères à soupe de vinaigrette grecque

1 ½ c. à thé de persil haché

1 gousse d'ail émincée

Itinéraire :

1. préparer et faire cuire les pâtes en spirale en suivant le Directions de paquet :. Une fois les pâtes spirale sont cuit, égoutter et rincer à l'eau froide. Placer dans un saladier. Incorporer les olives grecques, tomates et câpres.

2. dans un petit bol, fouetter la vinaigrette grecque, persil et l'ail. Arrosez la salade de pâtes avec le mélange de légumes pâtes. Saupoudrez

de fromage feta. Mélanger jusqu'à ce que tout
est bien enrobé. Réfrigérer avant de servir.

Salade de pâtes cheveux d'ange

Ingrédients :

1 paquet de cheveux d'ange (7 onces) pâtes

1 tasse de carottes, émincés

4 graines et tomates italiennes cubbed

6 oignons verts, émincés

1 concombre haché moyen

S'habiller

2 cuillères à soupe de vinaigre de cidre

2 cuillères à soupe d'huile d'olive

½ cuillère à café de sel

½ cuillère à café de poivre

1. préparer et faire cuire l'ange pâtes cheveux en suivant le Directions de paquet :. Une fois cuit les pâtes de cheveux d'ange, égoutter et rincer à l'eau froide. Placer dans un saladier. Ajouter les carottes, tomates, oignons verts et le concombre. Mélanger jusqu'à ce que bien mélangé.

2. dans un petit bol, fouetter le vinaigre de cidre, huile d'olive, sel et le poivre. Napper le mélange pâtes légumes de la salade de pâtes. Mélanger jusqu'à ce que tout est bien enrobé. Réfrigérer avant de servir.

Salade de pâtes de Californie

Ingrédients :

1 paquet (8 oz) pâtes minces

2 boîtes d'olives mûres (4,50 onces)

2 courgettes coupées en dés moyens

3 grosses tomates coupées en dés

1 gros concombre coupé en dés

1 poivron rouge en dés

1 poivron vert en dés

1 gros oignon coupé en dés

S'habiller

1 paquet (16 oz) sauce à salade italienne

1 cuillère à soupe de pavot graines

1 cuillère à soupe de graines de sésame

½ cuillère à thé graines de céleri

1 cuillère à café de paprika

¼ c. à thé poudre d'ail

1/4 tasse de fromage Parmesan râpé

Itinéraire :

1. casser les pâtes minces en morceaux de 1 pouce. Préparer et faire cuire les pâtes en suivant le Directions de paquet :. Une fois cuit les pâtes, égoutter et rincer à l'eau froide. Placer dans un saladier. Incorporer les olives mûres,

courgettes, tomates, concombre, poivron rouge, poivron vert et l'oignon.

2. dans un petit bol, fouetter la vinaigrette italienne, graines de pavot, graines de sésame, graines de céleri, paprika, ail en poudre et fromage Parmesan. Napper le mélange pâtes légumes de la salade de pâtes. Mélanger jusqu'à ce que tout est bien enrobé. Réfrigérer avant de servir.

Chapitre 4 : Une alimentation saine et une perte de poids

Lorsque le terme une alimentation saine est utilisée, la première image que nous recevons dans notre esprit est d'une personne qui est excessivement mince avec la philosophie de nutrition très strictes. Cette notion est faux et que l'objectif fondamental d'une alimentation saine est de vous maintenir sous tension, stables et que vous vous sentiez beaucoup sur vous-même.

Tous ces objectifs d'une alimentation saine jamais peuvent être modifiés que si vous crevez, ou strict vous-même à limité les aliments. Plutôt, il peut être fait en savourant les aliments le plus sain possible tout en veillant à ce que vous obtenez toujours les nutriments nécessaires. Les lignes ci-dessous expliquent le phénomène de la saine alimentation.

1. définir une approche :

La première chose se rapportant à une alimentation saine consiste à définir une approche saine de manger. Dans l'approche, votre objectif doit être de modifier peu à peu dans votre style de vie et aux habitudes alimentaires pour que finalement vous arriver au stade où vous êtes en bonne santé et l'alimentation fait par vous est en bonne santé. Les deux choses que vous pouvez faire à cet égard sont :

* Tout d'abord, ne pas overcomplicate les choses avec le souci de calories, plutôt, garder les choses simples en mettant l'accent sur des choses comme frais, de couleur et de variété.

* Deuxièmement, faire tous les changements lentement et progressivement. Apporter des changements brusques, il est difficile et ils ne durent jamais longtemps.

2. modération :

L'autre facteur clé se rapportant à une alimentation saine est la modération. Il faut être modéré dans votre approche et se débarrasser de l'idée que certains aliments sont hors limite. Quand vous pensez à ceci, il vous fait envie pour ces ces choses encore plus. La meilleure façon que vous pouvez apporter la modération dans votre alimentation est à l'aide de petites portions. Si vous ne pouvez pas résister aux aliments malsains, puis commencer par consommer de petites portions et finalement réduira la soif, et vous allez faire loin avec eux. Par conséquent, ne soyez pas trop stricts avec vous-même ; au contraire, réduire la consommation d'aliments mauvais lentement.

3. la façon de manger :

Une alimentation saine n'est pas tout ce que vous mangez, plutôt qu'elle entraîne également la façon dont vous mangez. La façon dont vous consommez vos aliments apporte une contribution majeure à la sorte d'et la quantité de manger vous faire. Quelques conseils à cet égard sont les suivantes :

* Tout d'abord, essayez de manger avec les autres autant que possible. De cette façon vous garderez votre alimentation en échec, au contraire si vous mangez devant la télé ou l'ordinateur portable, il sera aveugle manger, donc une plus grande consommation de calories.

* Deuxièmement, profitez de vos aliments en mâchant il lentement. Le plus de temps vous passez sur mâcher vos aliments et à en profiter, au moindre que vous mangez.

* Troisièmement, prenez l'habitude de l'écoute de votre corps. Manger seulement lorsque votre corps vous dit qu'il a faim et aussi essayer de comprendre le genre de nourriture qui rassasie les exigences de votre corps. Par exemple, à un moment donné une collation ferais plutôt que vous allez pour un repas complet.

* Quatrièmement, jamais sauter le petit déjeuner et d'éviter de manger le soir. Petit déjeuner marquant le début de la journée, par conséquent, vous devez fournir votre corps avec de la nourriture. En revanche, dans la nuit, le corps doit reposer afin fournir très peu suffit aux besoins de l'organisme.

4. fruits et légumes :

Fruits et légumes font partie intégrante de tout plan de régime alimentaire, surtout si c'est un régime alimentaire sain. La raison pourquoi ces deux sont recommandés pour leur inclusion dans une alimentation saine est parce qu'ils viennent avec une variété de nutriments et qui trop avec les calories minimums possibles.

5. glucides sains :

Une alimentation saine qui vous fait rester élevés de l'énergie pour plus. Les aliments que vous pouvez consommer pour réaliser cet objectif sont ceux qui transportent des fibres et des glucides sains. À cet égard, vous pouvez soit manger des grains entiers, ou vous pouvez utiliser les boissons énergisantes en meilleure santé et suppléments de temps à autre pour s'assurer que les niveaux d'énergie sont toujours élevés.

Les gens suivent beaucoup-régimes à la mode dans le but de perdre du poids. La plupart de ces régimes à la mode-est inefficace ou le poids perdu est acquise en retour quelques jours après l'arrêt du régime. Il est très difficile de perdre du poids en contrôlant votre nourriture à moins que vous adapter vos habitudes alimentaires de manière. Manger propre n'est pas un régime. C'est un changement dans la façon dont vous mangez. C'est un changement de mode de vie et c'est ce qui le rend différent des autres régimes.

Consommation propre est un concept dans lequel vous croyez que les aliments naturels sont de la plus haute qualité, car ils n'ont pas d'additifs. Par conséquent, vous essayez d'inclure des aliments que dans leur état plus naturel. Vous consommez des aliments qui sont non raffinées et non transformés, afin qu'ils soient aussi proches que possible de leur forme naturelle. Dans le même temps, vous introduisez également des graisses saines, telles que des acides gras insaturés au lieu d'acides gras saturés malsaines. Vous décomposez votre repas en 5-6 petits repas, qui sont répartis dans la journée. L'esprit doit les portions que vous rencontrez. Manger des portions déjeuner-taille 5 - 6 fois par jour va certainement entraîner un gain de poids. Cela contribue à maintenir la glycémie. Des changements constants dans les niveaux de glucose contribuent également à la prise de poids, en fin de compte.

Quelles sont les additifs sur votre corps ? Les additifs s'accumulent dans le corps pendant une période. L'action de ces additifs est au niveau cellulaire microscopique. Toutefois, elles s'additionnent sur une période, et leur effet se manifeste sous la forme de divers maux tels que maux de tête et fatigue. Hypertension artérielle et le diabète sont des affections qui sont plus graves et prennent plus de temps pour être exposées.

Il y a beaucoup d'avantages de manger propre, dont quelques-unes sont énumérées ci-dessous :

1. Nettoyez manger comprend ayant une alimentation équilibrée, et en même temps, vous éliminez les substances engraissement qui conduit à une diminution des graisses. Vous ne pas parfois de porcs et souffrir de la faim à d'autres. Cela conduit à un rythme stabilisé. Un rythme stabilisé s'assure que votre poids reste constant. Vous gagner ni perdez du poids.

2. le diabète, l'athérosclérose etc. sont mode de vie liées à des maladies, dus à une mauvaise alimentation. Tous ceux-ci sont éliminés lorsque vous démarrez propre manger parce que vous êtes éliminant les sources de ces maladies. En outre, votre système immunitaire

commence fonctionne plus efficacement conduisant à une diminution des maladies.

3. Lorsque vous essayez de manger plus des aliments non transformés, a diminuer les chances d'additifs nocifs qui entrent dans votre système. En conséquence, votre santé globale augmente.

4. les aliments que vous mangerez sera moins cher par rapport aux aliments transformés. Dans le cas des aliments transformés, le coût du traitement est également inclus dans le coût. Ceci est évité.

Manger propre, contrairement aux régimes à la mode, peut être adapté comme un mode de vie. Il n'a pas d'effets secondaires nocifs. Il donne tout ce qui les régimes à la mode-promettent mais échec de livrer. En outre, dans le même temps il est économique aussi bien. En ayant une alimentation équilibrée, qui suit le principe d'une alimentation propre, perdre du poids et rester en forme est extrêmement facile. Comment manger propre peut améliorer votre santé

Manger propre, c'est un engagement à long terme à un mode de vie sain. Non seulement peut il vous aider à perdre du poids, mais aussi augmenter votre énergie et diminuer votre risque de maladie. Les gens qui consomment une alimentation saine et équilibrée sont moins susceptibles de développer le diabète, maladie cardiaque, taux élevé de cholestérol, cancer, sclérose en plaques, ostéoporose, dépression et autres maladies.

Si vous mangez propre, vous aurez apparence mieux. Fruits et légumes frais, viandes maigres et grains entiers seront équilibrer votre niveau d'énergie et stimuler votre système immunitaire. Ils ont également promouvoir mieux dormir la nuit et garder votre cerveau en fonctionnement à haut rendement. Une alimentation naturelle vous aidera à garder votre poids sous contrôle avec un effort minimum. Il est jamais trop tard pour commencer à manger propre.

<u>Chapitre 5 : Programme de perte de poids</u>

Vous êtes le genre de personne qui croit que la conservation de l'énergie est beaucoup plus importante que gaspiller sur effort inutile ? Vous préférez passer 30 minutes en voiture autour d'un parc de stationnement en espérant qu'une place de stationnement devient disponible juste à côté de la porte du centre commercial, que d'avoir à marcher supplémentaires 50 yards ? La perspective d'un vol des escaliers en remontant semble une tâche ardue ? Vous sentez-vous fatigué tout le temps, préférant se coucher dans son lit devant le grand écran toute la journée au lieu d'être à l'extérieur ? Eh bien, si les réponses à ces questions sont Oui, alors il est clair, vous n'obtenez pas presque assez d'exercice.

Vous n'êtes pas seul, il y a beaucoup de gens qui se sentent de la même manière. La raison en est que nous sommes tellement occupés pendant la journée, que nous donnons pratiquement toute pensée de l'exercice de notre corps. Pour beaucoup de gens, il n'est pas que nous sommes paresseux, c'est juste que nous sommes tellement vidés après une journée stressante au travail avoir à respecter les délais. Cependant, une question que nous devons nous poser est ; nous manque énergie juste parce que nous avons sont surchargés de travail, ou est notre manque d'énergie, conséquence directe de l'exercice peu ou pas ? Comment important est un exercice dans le grand ordre des choses ?

Tous les médecins nous dira que l'exercice est très important pour s'assurer un mode de vie sain, et beaucoup d'entre nous seraient d'accord que nous devons faire une sorte d'exercice pour maintenir notre corps en bonne santé. Malheureusement, nous pouvons facilement confondre par les nombreux types de programmes d'exercices, formation des régiments et divers gurus exercice promouvoir leur propre philosophie. Gens obtenir tellement enfermés dans l'ensemble de ce choix que nous ne savons pas qui est le chemin d'accès correct à choisir. Qui a raison ? Il serait préférable d'aller à la gym pendant deux heures par jour, ou de l'équipement de gymnastique pour la maison achète le chemin à parcourir ? Avec tous l'exercice de diverses machines annoncés, qui d'entre eux travaillent effectivement, et qui fournissent les meilleurs résultats ?

Avant même de répondre à ces questions, pouvons-nous réellement savoir pourquoi nous avons besoin d'exercice ? Quelle est la meilleure façon de l'exercer ? Entraînement cardiovasculaire n'est mieux que l'entraînement en résistance ou y at-il une autre façon d'exercer que nous ne sommes pas encore au courant de ? Pour beaucoup d'entre nous que sont des questions les plus importantes, la quantité d'exercice avons-nous besoin d'obtenir sur une base quotidienne, et comment nos corps réagissent à cet effort ?

Ces toutes les questions sont importantes car elles nous affectent différemment, selon les circonstances. Avant d'entreprendre une expédition pour trouver le cahier d'exercices parfaite, faire un peu de recherche sur l'auteur. Cela doit être fait pour vérifier si elle est réellement qualifié pour commenter le sujet. Il serait préférable si l'auteur est venu d'un milieu médical ou scientifique car ils auraient la meilleure connaissance de la physiologie humaine et seraient donc en mesure de vous donner les meilleurs conseils sur un exercice de routine.

Comme nous vieillissons, nous trouvons nos corps ne sont pas en mesure de faire toutes les choses une fois, ils ont pu. Activités, que nous avons l'habitude de prendre acquis maintenant laissent rappels de notre époque. Parce que nos corps subissent une série de changements en vieillissant, il est nécessaire que nous comprenons l'importance de l'exercice et une activité physique régulière.

Les individus qui s'en tiennent toujours à un programme d'exercice régulier également bénéficient des niveaux de stress inférieurs ainsi que réduisent les risques de blessures. Ces niveaux de stress inférieurs peut aider à garder votre système immunitaire fort et prévenir toute infection et maladie irritante et dangereuse.

Exercice et une activité physique régulière n'avez pas besoin d'être trop systématique ou ennuyeux. Vous pouvez trouver des choses que vous aimez à faire qui n'ont pas envie d'un « exercice » qui va vous aider à rester actif et en bonne santé. Par exemple, quand vous allez jouer au golf, le parcours au lieu de prendre un chariot de marche. Au lieu de regarder la télévision toute la nuit, essayez de jouer un match de basket-ball à la salle de gym locale ou avec vos enfants dans l'allée. Vous pouvez profiter du beau temps en utilisant le week-end pour aller randonnée ou, si votre situation le permet, randonnées en raquettes dans les montagnes. L'astuce pour vivre en santé est de faire de petits changements à vos habitudes de vie quotidienne et à trouver des activités que vous appréciez, mais pouvez également aider à vous maintenir en forme.

Exercice et une activité physique régulière vont augmenter votre qualité de vie en vous gardant un poids santé, améliorer les fonctions de votre système immunitaire et permettent de rebondir après la maladie ou de blessure à un rythme beaucoup plus rapide. Elle permet également de conserver vos muscles et tendons avant-train, aidant à prévenir les blessures.

La première étape pour profiter des avantages de l'exercice et une activité physique régulière, y compris l'augmentation de l'énergie, amélioration de la libido, un métabolisme accru, réduire le stress, regards améliorées et une durée de vie est de commencer apportant de petits changements dans vos habitudes. Quittez la mise hors tension de changements ou de faire des objectifs irréalistes et commencez avec un objectif immédiat et « mini ». Faites une promenade avec votre conjoint après le dîner ou échanger temps TV avec un jeu de plein air. Ces petits changements incrémentiels peuvent aider à vous mener à une vie plus épanouissante et active.

Chapitre 6 : Manger propre programmes

Maintenant que vous avez été informé de ce que manger propre est, la prochaine chose que vous voulez savoir est exactement comment on incorpore manger propre à son style de vie. Lecture pour en savoir plus.

Le concept est assez simple, mais c'est toujours mieux de faire vos recherches avant de commencer immédiatement un jour de vous manger propre mode de vie. Si vous voulez profiter de votre brocoli avec beurre, fromage, chapelure et puis l'ai cuit au four pendant quelques minutes. Ceci, en soi, n'est pas propre à manger en raison de l'ajout de beurre et du fromage (tous deux traitement les produits laitiers). Avec une alimentation propre, tout ce que vous avez à faire est de jeter autour dans un peu d'huile d'olive, ajouter un jus de citron frais et ajoutez à cela une pincée de Parmesan frais râpé. Il en résulte une collation saine et sans culpabilité.

Il y a effectivement quelques méthodes, que vous pouvez suivre lorsque vous souhaitez commencer à manger propre.

Méthode 1

Quand il s'agit de manger propre, l'un des principaux objectifs, vous devriez avoir est de débarrasser votre corps des produits chimiques et autres produits toxiques. L'accent ici repose moins sur la perte de poids et est plus sur le maintien du corps en bonne santé.

Méthode 2

La deuxième méthode est la méthode couramment pratiquée, ce qui comprend les étapes suivantes.

Inclure des plantes dans votre alimentation

Il y a un dicton qui dit que s'il provient d'une plante ou un arbre, l'option plus saine c'est pour manger. Les plantes sont moins susceptibles d'être modifiés par l'homme, c'est pourquoi ils obtiennent également de garder leurs nutriments même après avoir été cueillies.

Incorporer la viande dans votre alimentation ainsi

Lorsque vous incluez la viande dans votre alimentation, assurez-vous que vous obtenez votre viande entière et simple de votre boucher. Éviter autant que possible, des produits de viande qui sont préemballés comme vous ne savez pas quels sont les ingrédients : sont inclus. Si possible, broyer la viande Goûtez-la pour vérifier qu'aucun agent de conservation ont été ajoutés.

Inclure des grains

Quand manger du riz, veillez à choisir des alternatives plus saines, telles que le blé entier, riz brun et autres grains entiers.

Créer des étiquettes de lecture une habitude

Parfois, une miche de pain est réclamée pour être « blé entier ». Toutefois, à regarder les ingrédients : la liste, que le pain particulier est fabriqué à l'aide de farine blanche qui est une version déjà traitée de farine de blé entier.

Mangez des aliments qui ont le moins d'ingrédients : utilisés pour leur préparation

Ceux qui est sérieux au sujet de manger propre n'est pas seulement concerné avec quels ingrédients : sont utilisés avec leur nourriture. Ils essaient aussi d'éviter la nourriture qui est préparée à l'aide des tonnes d'ingrédients :.

Manger 5-6 petits repas par jour

Il peut sembler une bonne idée si vous essayez en fait de limiter votre consommation de nourriture.

Toutefois, il s'agit de petites portions ici. Manger 5-6 petits repas ne sera pas seulement garder votre estomac satisfait ; Il contribuera également à empêcher les affres de la faim en tentant de vous pour s'adonner à plus gros repas qui peuvent être constitué d'aliments malsains.

Dans la préparation de vos repas de la journée, prendre note qu'il est conseillé de combiner des aliments riches en protéines avec ceux qui sont sources de glucides. Cela servira à alimenter votre corps et donc éliminer la sensation de faim futures.

Éliminer le sucre raffiné

Trop de sucre ajouté dans les aliments épelle rien d'autre que des calories. Si vous ne pouvez pas vous imaginer manger quelque chose qui est censé pour être doux, mais il n'est pas, essayez d'utiliser des édulcorants comme alternative.

Chapitre 7 : Shopping propre

Nous pensons tous que les produits alimentaires faits maison sont en meilleure santé que ceux des restaurants. En effet, c'est vrai, et c'est pourquoi « home-made » aliments compte plus élevé. Un planificateur consciencieux à chaque foyer essaie de faire des repas planification comme une habitude de vie. Pour cela, ils devraient avoir suffisamment idées au sujet des repas sains et la juste proportion à prendre. Compte tenu de ce facteur important, le ministère Health and Human Services des États-Unis a présenté assiettée comme un symbole remplace la pyramide alimentaire conventionnelle.

Ceci illustre clairement que votre repas sain est une combinaison de fruits, de légumes, de céréales, de protéines et de produits laitiers. Vous pouvez choisir entre le type de fruits, les légumes, les céréales, les protéines sous quelque forme et de produits laitiers faibles en gras. Un plan de repas organisés rend votre vie en bonne santé. Il est bon d'aller avec un plan de repas hebdomadaire qu'un mensuel. C'est parce que votre esprit sera douce avec les idées de repas que vous aviez pour la semaine précédente. Un plan de repas plus sain peut être obtenu en prenant en considération les facteurs suivants :

1. pensez à planifier une alimentation équilibrée : la voie d'abord pour réaliser un plan de repas plus sain est de planifier un régime équilibré qui est enrichi avec des aliments nutritifs. Il devrait contenir tout ce dont votre corps a besoin pour le bon fonctionnement. Votre repas doit être une combinaison d'aliments riches en vitamines, gras sains, protéines, calcium,

fer, magnésium, zinc, fibres, antioxydants et bien plus encore. N'oubliez pas que votre repas doit contenir des grains, de protéines, de légumes, de fruits et de produits laitiers dans les bonnes proportions d'appeler comme un régime alimentaire équilibré et de remplir les besoins caloriques d'un individu à un moment.

2. n'oubliez pas d'inclure les aliments préférés de votre famille : votre repas ne doivent pas contenir que des fruits et des légumes avec un message qu'ils sont en bonne santés. Vous devez également être conscient en analysant les aliments préférés des membres de votre famille. C'est parce que le nutriment complet de n'importe quel aliment est acquise que lorsque nous aimons et il mange volontiers. Il est même préférable de faire vos petits mangent leurs aliments préférés moins en promettant leur désiré snack ou un dessert.

3. plan de petit-déjeuner sain et de plus petits repas tout au long de la journée : le petit déjeuner est la partie la plus vitale vous avez besoin de se concentrer sur. Un petit déjeuner sain et salutaire donne bonne résistance et un bon départ pour votre journée. Soit votre petit déjeuner ultra-puissante, par exemple, il peut être un mélange de bagel de blé entier avec du saumon fumé, jus d'orange et la laitue. Au lieu d'avoir trois repas complets, vous pouvez l'avoir comme un petit déjeuner nutritif avec trois ou quatre intermédiaires pour augmenter votre endurance et vous faciliter pour maintenir votre niveau d'énergie toujours plus petits repas.

4. laissez multi aux teintes fruits etlégumes lumineux restent une partie de tous vos repas : faire en sorte que votre plan de repas a certainement les fruits et légumes colorés lumineux. C'est parce que les couleurs vives des légumes et fruits comme le brocoli, maïs, laitue, carottes, betteraves, courges, baies, mangues, oranges,

pommes, etc. sont naturellement enrichie en fer, zinc, calcium, fibres, antioxydants, potassium, vitamines et bien plus encore. Ces nutriments ont le pouvoir de lutter contre de nombreuses maladies et diminuent votre consommation de médicaments.

5. laissez votre plan de repas à une combinaison d'aliments simples et complexes : tout en planifiant vos repas, préparez-le de telle sorte qu'un jour est équilibré avec des aliments simples mais aussi complexes. Cela vous fera sentir à l'aise car il n'y a aucun besoin de vous lutter dans la cuisine pendant une longue période pour tous les trois repas de la journée. Si votre petit déjeuner est simple comme un sandwich aux oeufs à bagel de grains entiers, épinard et jus de fruits frais puis faire un dîner sophistiqué comme des nouilles de riz avec crevettes ail et soupe de maïs doux.

6. laissez votre plan de repas se concentrer sur les fruits de saison et les légumes : inscrire

les produits de saison à votre planificateur de repas qu'il prend en charge non seulement de votre alimentation, mais prend également en charge vos achats attractifs. Ces fruits de saison et les légumes sont mélangés avec la nature et ne sont disponibles que dans la saison particulière. En mangeant ceci, vous pouvez augmenter votre force et votre endurance de façon naturelle.

Ce sont les façons intelligentes pour réaliser un plan de repas plus sain et c'est le bon moment pour commencer un. Planification de bonne humeur

Chapitre 8 : Menu cétogène et Plans de repas

Jour 1 :

Recettes petit déjeuner

Sarrasin et le Quinoa Granola

Ingrédients

• 3 cuillères à soupe de miel

- 3 cuillerées à soupe d'huile de noix de coco liquide

- 1 cuiller à café d'extrait de vanille

- ¼ c. à thé de cannelle moulue

- ¼ c. à thé de gingembre moulu

- 1 tasse d'avoine de sarrasin

- 1 tasse de quinoa cuit

- 1/2 tasse d'avoine démodé

- ½ tasse de canneberges non sucrés (séché)

Préparations

1. préparation du four avec une température de 325° F.

2. préparer une plaque à cuisson avec graisse légère, ou préparer votre silicium tapis de cuisson.

3. mélanger votre miel, huile de coco, d'extrait de vanille, cannelle et gingembre de la terre dans un petit bol.

4. mettre de côté tout d'abord.

5. ensuite, mélanger sarrasin, quinoa et avoine dans un grand bol.

6. bien mélanger dans votre mélange de miel.

7. dans le moule préparé, étendre le mélange uniformément à cuire uniformément ainsi.

8. faire cuire dans votre four préchauffé à 325° F.

9. lorsque les grains commencent à brun, prend habituellement de 40 à 45 minutes, retirer et mélanger dans les canneberges.

10. Assurez-vous que refroidir complètement avant de les placer dans le stockage étanche à l'air.

Recettes de déjeuner

Poule bouillie avec du riz

Ingrédients :

-1/2 lb de riz

-Une poule convient pour faire bouillir

-Sel et poivre

-1 oeuf

-Beurre

-Râpé

Préparation :

1. découper la volaille et faire bouillir jusqu'à ce qu'il soit tendre.

2. Lavez le riz et faire blanchir il de laisser venir à ébullition et faire cuire quelques minutes dans l'eau salée.

3. terminer la cuisson dans le bouillon de la poule bouillie.

4. ne pas faire cuire trop longtemps ou il sera pâteuse.

5. ajouter le bouillon un peu à la fois pour être sûr que le riz n'est pas trop humide lorsque c'est fait.

6. Assaisonner avec le fromage et le beurre et ajouter le jaune d'oeuf pour lier tout comme elle est tirée de l'incendie.

7. servir comme frontière autour de la volaille.

Recettes de dîner

Farfalle aux champignons et petits pois

Il s'agit d'une pâte de soir de semaine simple et
délicieux. Servez ce plat avec petits pains
de blé entier et autres pois sur le côté.

Ingrédients :

1 paquet (16 onces) de farfalle ou autres pâtes

2 cuillères à soupe d'huile d'olive

1 cuillère à café haché l'ail (2 gousses)

2 livres assortiment de champignons émincés
(tels que des shiitakes, des boutons ou
criminis)

thym frais ou secs de 1 cuillère à café

1/2 tasse de bouillon de poulet ou de légume
1/2 tasse de gelée de petits pois

½ cuillère à café de sel kasher ou ¼ de cuillère
à café sel

1/2 tasse de Parmesan râpé, plus
supplémentaires pour le service

Préparation :

Chauffer l'eau pour faire cuire les pâtes selon le forfait Directions :.

Pendant ce temps, dans une grande poêle, chauffer l'huile à feu moyen. Ajouter l'ail, champignons et le thym et faire sauter les pendant une minute. Ajouter le bouillon et laisser mijoter le mélange sur feu moyen-doux, en remuant occasionnellement.

Lorsque vous ajoutez les pâtes à l'eau bouillante. Ajouter les pois et le sel au mélange de champignons. Faire cuire les pâtes jusqu'à ce qu'il soit al dente.

Quand la pâte est cuite, égoutter brièvement, permettant à certains de l'eau pour s'accrocher à des nouilles et remettez-le dans le pot chaud sur feu doux. Ajouter le mélange de champignons-pois et le parmesan et mélanger tout ensemble jusqu'à ce qu'elle est chauffée à travers.

Servir le farfalle immédiatement, garnie de fromage de Parmesan supplémentaire.

Ramassage d'accélérer les temps de préparation pour les recettes est des estimations, basées sur mon expérience, faire la vaisselle. Si vous êtes supervisant devoirs, se pencher ramasser des blocs, répondre au téléphone, ou simplement de prendre votre temps (au lieu de chiffrement !), ils peuvent vous emmener un peu plus longtemps. J'ai remarqué que recettes prennent généralement plus de temps la première fois, donc si une recette devient un favori de famille, il peut aller plus vite.

Jour 2 :

Recettes petit déjeuner

Tous les oeufs ' Aurora

Ingrédients :

1 cuillère à soupe de beurre ou d'huile végétale

1 tasse de lait

1 cuillère à soupe de farine

3 oeufs

Sel et poivre

Dur de faire bouillir les œufs.

Faire une sauce blanche de la farine, le lait et le beurre. N'oubliez pas du faire cuire entièrement.

Ajouter les blancs de œufs en dés très fins.

Versez cela sur un plateau et couvrir avec les jaunes forcées à travers un tamis ou pommes de terre presse-purée.

Recettes de déjeuner

Crevette, pomme de terre et chaudrée de maïs

Ingrédients :

1 oignon, haché

1 poivron, hachée

2 carottes, coupées en petits

2 pommes de terre, hachées

2 sacs de 16 oz de maïs congelé

4 tasses de bouillon de poulet

1 livre de crevettes, nettoyées et décortiquées

1/2 tasse de crème épaisse

1 tasse d'eau

2 cuillères à soupe séchés persil

1 feuille de Laurier, sel et poivre eau et poulet bouillon.

Remuer pour mélanger. Couvrez la mijoteuse
et cuire à feu doux pendant 6 heures.

Réduisez en purée à l'aide d'un mélangeur à
immersion, pendant 3 à 4 minutes, laissant
chunky.

Incorporer les crevettes et cuire pendant 10
minutes supplémentaires.

Lorsque les crevettes sont cuites, incorporez la
crème et le sel et le poivre au goût.

Saupoudrez de persil et servez.

Recettes de dîner

Nouilles ramen et boeuf

boeuf haché 1 livre

Nouilles ramen d'un seul paquet saveur
champignon

Deux paquets de nouilles ramen de poulet
saveur

2 tasses de légumes mélangés surgelés

1/4 c. à thé poudre d'ail

1/4 c. à thé séché thym

2 tasses d'eau

1. ajouter tous les trois paquets de nouilles
   dans un grand bol, retirer les paquets de
   l'assaisonnement et réserver.
2. casser tous les nouilles en morceaux d'un
   pouce.
3. ajouter le boeuf dans une poêle et faire cuire
   à travers jusqu'à ce que la viande ne soit
   plus rosée, écouler les excès de graisse.
4. ajouter le boeuf à la poêle et les assaisonner
   avec le paquet d'assaisonnement
   champignons ramen, sate pendant 2 à 3
   minutes. Démouler moyenne sur une
   serviette plus d'ap.
5. ajouter l'eau dans la poêle et faire chauffer
   jusqu'à ébullition.
6. Ajoutez tous les nouilles et les légumes
   congelés, thym, ail en poudre et le poulet
   restant assaisonnement des paquets.
7. porter à ébullition, puis réduire le mijotage.

8. Couvrez la casserole et laisser mijoter doucement jusqu'à ce que les nouilles soient tendres.
9. ajouter le boeuf retour avec les nouilles et mélanger.
10. Servez avec du pain chaud.

Jour 3 :

<u>Recettes petit déjeuner</u>

Mayonnaise, oeuf et Bacon pomme de terre

<u>Ingrédients :</u>

750 g pommes de terre (1 ½ lb)

250 g (1 tasse) de Mayonnaise

1-2 échalotes ou 1 oignon moyen

6 œufs

5 tranches de bacon, hachées

Une petite poignée de persil haché

Vinaigre

Sucre

Sel et poivre

Porter une petite casserole avec de l'eau à ébullition, mettre les oeufs et faites bouillir pendant 10 minutes. Retirez immédiatement les oeufs et mettre dans un bol avec l'eau glacée.

À froid, enlever les coquilles et les oeufs de cube. Couper finement en dés l'oignon.

Faire bouillir les pommes de terre : placer les pommes de terre dans une casserole et couvrir d'eau. Couvrir avec le couvercle et placer sur feu.

Porter à ébullition, baisser le feu et cuire jusqu'à tendreté.

Égoutter les pommes de terre et laissez-les vapeur éteint pendant environ 10 à 15 minutes, ou jusqu'à cool assez pour manipuler.

Bacon : Placer un peu d'huile dans une poêle sur feu moyen-élevé.

Faire frire le bacon haché.

Monter la salade : couper les pommes de terre en cubes d'environ 1 cm (1/2 po).

Mélanger la mayo, vinaigre, oignons et le sucre. Mélanger les pommes de terre, oeufs, bacon et la quasi-totalité du persil haché. Assaisonnez avec un peu de sel et de poivre.

Mélanger et saupoudrer le persil restant sur le dessus. Placer la salade au réfrigérateur pendant quelques heures.

Recettes de déjeuner

Soupe de légumes et poulet copieux

Vous pensez que cette soupe mijoté toute la journée, mais il faut seulement trente minutes de préparation. Réfrigérer les restes dans le réfrigérateur jusqu'à trois jours ou dans le congélateur pendant jusqu'à un mois donc vous aurez toujours quelques-uns sur place pour un repas rapide.

Ingrédients :

• 1 cuillère à café d'huile d'olive extra vierge

• 1 oignon jaune moyen, coupé en dés

• 1 grosse carotte, pelée et coupée en dés

- 1 céleri, pelées et coupées en dés

- 2 (6 onces) sans peau, désossées poitrines de
    poulet coupées en morceaux de 1 po

- 1 courgette moyenne, coupées en dés

- 2 jaune squash, coupées en dés

- 1/2 tasse de persil frais, plus des frais
    supplémentaires pour la garniture

- 1 cuillère à café haché origan frais

- 1 cuillère à café de basilic frais

- 1/2 c. à thé sel

- 1/4 c. à thé de poivre noir fraîchement moulu

- 2 tasses de bouillon de poulet

Préparation :

Dans un gros poêlon, chauffer l'huile d'olive
    sur feu moyen-vif. Ajouter l'oignon, le jus
    de carotte et le céleri et le faire sauter, en
    brassant souvent, pendant 5 minutes.
    Ajouter le poulet et continuer à faire sauter
    pendant 10 minutes, en remuant souvent.

Ajouter ensuite les courgettes et les courges, le persil, origan, basilic, sel et poivre.

Faire sauter pendant 5 minutes, réduire le feu à moyen et versez dans le bouillon. Couvrez et faites cuire pendant encore 10 minutes.

Pour servir, verser dans des bols et garnir de persil supplémentaire.

2 portions.

Recettes de dîner

Boeuf et haricots Chili portions : 4

<u>Ingrédients :</u>

1 (15.5 oz) haricots noirs, rincés et égouttés

1 (15,5 onces) boîte de haricots rouges, rincés et égouttés

tomates en dés 2 boîtes (14,5 onces)

1 bouteille (12 onces) de bière

1 mandrin de bœuf désossé lb, hachée

1 gros oignon jaune, coupé en dés

1 cuillère à café hachée ail

2 cuillères à soupe de tomate

2 cuillères à soupe de poudre de chili

Pincée de cayenne

Préparation :

1. mélanger les ingrédients : dans une cocotte mijoteuse.

2. remuer jusqu'à ce que bien mélangé puis couvrir la mijoteuse.

3. faites cuire à feu doux pendant 7 à 8 heures ou à feu vif pendant 4 à 5 heures jusqu'à ce que la viande soit bien cuite.

4. servir le piment chaud garni d'oignon rouge coupé en dés et le fromage râpé.

Jour 4 :
Recettes petit déjeuner

Bran Muffin

Ingrédients :

6 tasses de céréales, tout son

2 tasses d'eau bouillante

4 gros œufs, battus

3 tasses de lait 2 %

1 tasse d'huile d'Olive

4 tasses de farine de blé, de blé entier

1 tasse de farine de soja, agité

3 c. à thé de poudre à pâte

5 c. à thé bicarbonate de soude

1 ½ tasses de sucre

1 cuillère à café de sel

Itinéraire :

1. Préchauffer le four à 400 degrés F.

2. dans un grand bol, ajouter l'eau bouillante à céréales.

3. laisser reposer pendant quelques minutes.

4. ajouter les oeufs, le lait et l'huile. Bien mélanger et mettre de côté.

5. dans un autre bol, mélanger les farines, la poudre à pâte, bicarbonate de soude, sucre et sel.

6. mélanger les deux bols. Bien mélanger la pâte.

Recettes de déjeuner

Fettuccine aux tomates et Pesto

Rupture avec tomates et basilic frais, ce plat est l'essence même de l'été. Garder les sauces tomate plus lourds pour l'hiver et faire de ce votre temps chaud aller-à dîner. Si vous faites le pesto à l'avance, c'est une façon rapide et délicieuse pour un dîner relaxant après une journée bien remplie.

Ingrédients :

• 1 livre fettucine de blé entier

- 4 tomates italiennes, coupées en dés

- 2 cuillères à café de tomate

- 1 tasse de bouillon de légumes

- 2 gousses d'ail, hachées

- 1 cuillère à soupe haché origan frais

- 1/2 c. à thé sel

- feuilles de basilic frais 1 tasse comble

- 1/4 tasse huile d'olive extra vierge

- 1/4 tasse de fromage Parmesan râpé

- 1/4 tasse noix de pin

Faire bouillir une grande marmite d'eau sur un feu vif et cuire les fettuccine selon les instructions du paquet jusqu'à al dente (encore un peu ferme). Égoutter mais ne pas rincer.

Pendant ce temps, dans une grande poêle lourde, combiner les tomates, la pâte de tomate, bouillon, ail, origan et le sel et bien mélanger. Faire cuire à feu moyen pendant 10 minutes.

Dans un mélangeur ou robot culinaire, mélanger le basilic, l'huile d'olive, fromage Parmesan et noix de pin et mélanger jusqu'à consistance lisse.

Mélanger le pesto dans le mélange de tomates. Ajouter les pâtes et cuire, en remuant fréquemment, jusqu'à ce que les pâtes sont bien couché et chauffée à travers.

Servir immédiatement.

Recettes de dîner

Médaillons de poulet enrobés de bacon

Ingrédients :

• 1 ½ lb Poitrines poulet désossées

• 8 à 10 tranches de lard cru

• ½ c. à thé paprika

•½ c. à thé de poudre de chili

Réf.PY0008 et poivre au goût

Préparation :

1. Préchauffer le gril à feu vif puis réduire à feu moyen-vif.

2. couper les poitrines de poulet en deux ou trois gros morceaux.

3. Assaisonner le poulet saler et poivrer au goût puis poussière avec le paprika et la poudre de chili.

4. enrouler chaque médaillon d'une tranche de bacon puis fixez-le avec une brochette en bois.

5. Placer les brochettes sur une grille et laisser cuire pendant 3 à 5 minutes de chaque côté jusqu'à ce que cuit.

Jour 5 :

Recettes petit déjeuner

Crêpes moelleuses

Ingrédients :

1 ½ tasses de farine tout usage

3 ½ c. à thé de poudre à pâte

1 gros œuf, battu

1 cuillère à soupe de sucre

1 ¼ tasse de lait 2 %

3 cuillères à soupe de beurre

3/4 c. à thé sel

1 cuillère à café de vanille extrait

Itinéraire :

1. Préchauffer le four à 350 degrés F.

2. dans un bol, mélanger la farine, levure, oeuf, sucre, lait, beurre, sel et vanille ensemble.

3. verser un mélange de 1/4 tasse de pan par gâteau.

4. faire cuire 1 à 2 minutes ou jusqu'à ce que les
bords des bulles.

5. Retournez et cuire 1 à 2 minutes de plus

6. il est prêt à servir.

Recettes de déjeuner

Penne aux légumes grillés

Penne a assez heft à tenir sa place lorsqu'il est
combiné avec des ingrédients chunky :.
Jumelé avec légumes grillés caramélisés, il
fait un remplissage, un repas nutritif.

Ingrédients :

• 1 grande courge musquée, pelée et coupée en
dés

• 1 grande courgette, coupée en dés

• 1 gros oignon jaune, haché

• 2 cuillères à soupe d'huile d'olive extra vierge

• 1/2 c. à thé sel

- 1/2 cuillère à café de poivre noir fraîchement moulu

- 1 cuillère à café paprika

- 1/2 c. à thé poudre d'ail

- 1 livre penne de blé entier

- 1/2 tasse de vin blanc sec ou bouillon de poulet

- 2 cuillères à soupe de Parmesan râpé

Préparation :

Préchauffer le four à 400° F. Tapisser une plaque de cuisson avec du papier aluminium.

Dans un grand bol, mélanger les légumes avec l'huile d'olive, puis les étaler sur la plaque à pâtisserie. Saupoudrer les légumes avec le sel, poivre, paprika et ail en poudre et cuire jusqu'à ce qu'elles soient tendres, 25 à 30 minutes.

Pendant ce temps, faire bouillir une grande marmite d'eau sur un feu vif et faire cuire les penne selon les instructions du paquet

jusqu'à al dente (encore un peu ferme).
Égoutter mais ne pas rincer.

Placez 1/2 tasse de légumes grillés et le vin ou
le stock dans un mélangeur ou un robot
culinaire et mélanger jusqu'à consistance
lisse.

Placez la purée dans une grande poêle et
chauffer sur feu moyen-vif. Ajouter les
pâtes et cuire, en brassant, jusqu'à ce que le
réchauffé.

Servir les pâtes et la sauce avec les légumes rôtis. Saupoudrer de fromage Parmesan.

Recettes de dîner

Poulet avec légumes grillés

Ingrédients :

400 grammes de poitrine de poulet

1 courgette

1 aubergine

1 carotte

1 poivron

Basilic

Sel

Poivre

Huile

Préparation

-Vérifiez les courgettes et aubergines, coupées en tranches dans la longueur et les rôtir sur une plaque.

-Peler la carotte, également coupé en tranches et faire rôtir sur une plaque avec les poivrons.

-Eplucher les poivrons, enlever la moelle et les graines et coupés en lanières, de cette façon aussi autres légumes coupés.

-Mettre les légumes dans un bol, assaisonner avec l'huile d'olive, sel et poivre et laissez pour cuire pendant environ 30 minutes.

-Dans le même temps rôti de poitrine de poulet sur une plaque ou dans une poêle.

-Laisser refroidir puis ajouter le sel, le couper en lanières.

-Ajouter le poulet aux légumes grillés, bien mélanger et réfrigérer pendant au moins une demi-heure.

-Ajouter le basilic et servir la salade de poulet avec légumes grillés dans les plats.

Jour 6 :

Recettes petit déjeuner

Crêpes de mélangeur

Ingrédients :

1 tasse de blé, grains entiers

2 cuillères à soupe de sucre

1 1/2 tasse eau

2 cuillères à soupe lait en poudre

1 cuillère à soupe lin graines, terre

1 pincée de sel

2 cuillères à café de poudre à pâte

Itinéraire :

1. Préchauffer le four à 350 degrés F.

2. dans un grand bol, ajouter le blé, le sucre et 1 ¼ tasses de l'eau et mélanger pendant 1 minute.

3. ajouter les graines de lin, le lait, 1/4 tasse d'eau et de sel. Mélangez pendant une minute.

4. ajouter la poudre à pâte et mélanger à nouveau.

5. déposer sur graissé à crêpes moyennes sur le dollar en argent.

6. Mettez quand les bulles commencent à se former.

Recettes de déjeuner

Poulet entier rôti aux herbes

Pour un dîner en famille week-end ou un petit repas de fête, rien ne vaut l'arôme et l'appel d'un poulet rôti croustillant et doré. S'il y a seulement un ou deux d'entre vous à la maison, ce sont pour le dîner un soir et les restes dans des salades, des sandwiches ou des plats de pâtes.

Ingrédients :

- 1 (3à 31/2 lb) poulet à rôtir
- 1 cuillerée d'huile d'olive extra vierge
- 4 brins de romarin
- 6 brins de thym
- 4 feuilles de sauge fraîche
- 1 feuille de Laurier

jus de citron • 1 cuillère à café fraîchement pressé

- 1 cuillère à café sel
- 1/2 cuillère à café de poivre noir fraîchement moulu

Itinéraire :

Préchauffer le four à 400° F. Place un rack à l'intérieur une grande rôtissoire.

Frotter l'huile d'olive partout dans le poulet. Comme vous le faites, dégager doucement la peau sur le sein pour former une poche.

Glissez la moitié des brins de romarin et de thym sous la peau sur la poitrine et mettre les feuilles de sauge, feuille de Laurier et les brins restants à l'intérieur de la cavité.

Frottez avec du jus de citron et assaisonner de sel et de poivre.

Faire cuire jusqu'à ce qu'un thermomètre à lecture instantanée inséré dans la cuisse indique 165° F, 50 à 60 minutes. Retirer du four et laisser pour reposer pendant 10 minutes avant de découper.

Recettes de dîner

Pommes de terre au fromage Ranch

Ingrédients :

petites pommes de terre rouges 2lb

(8 oz) 1 paquet de fromage crémeux, ramolli

pouvez crème 1 (10 3/4 oz) de soupe de pommes de terre

1 enveloppe de sauce à salade ranch mix

1 c. râpé cheddar fromage

1. Nettoyez les pommes de terre et les couper en quartiers
2. en utilisant un grand bol mélanger la soupe, la salade et le fromage à la crème, puis incorporer le fromage râpé.
3. ajouter les pommes de terre dans une mijoteuse et verser le mélange de fromage à la crème sur les pommes de terre.
4. Réglez la mijoteuse sur le bas de la couverture et les faire cuire pendant 7 à 8 heures jusqu'à ce que les pommes de terre soient tendres.

Jour 7 :
Recettes petit déjeuner

Tortillas à la farine

Ingrédients :

2 tasses de farine

1 cuillère à café de sel

1 c. à thé bicarbonate de soude

1 cuillère à soupe de saindoux ou margarine

½ tasse d'eau froide

Préparation :

Préchauffer le four à 350 ° f.

Mélanger tous les ingrédients : bien. Si la pâte
Colle à vos mains, ajouter plus de farine, 1
cuillère à café à la fois, jusqu'à ce qu'elle ne
colle pas.

Diviser la pâte et rouler en boules de la taille de
balles de golf.

Aplatir les boules entre 2 feuilles de papier ciré.
Si elles collent, les gratter, ajouter plus de
farine et recommencer. Aplatir à propos de
¼ de pouce d'épaisseur.

Placer les tortillas sur une plaque à biscuits non
graissée et cuire au four pendant environ 2
minutes. Retourner et cuire pendant 2
minutes supplémentaires ou jusqu'à ce
qu'elles soient légèrement dorées.

Recettes de déjeuner

Aneth et cuit au four saumon

Saumon, jumelé à l'aneth est un classique culinaire, et c'est surtout délicieux préparés avec une touche d'agrumes et un peu d'huile d'olive. Cuisson poisson en sachets d'aluminium maximise la saveur et minimise les gâchis.

Ingrédients :

• 4 filets de saumon (6 onces)

• 2 cuillères à soupe d'huile d'olive extra vierge

• 1/2 c. à thé sel

• 1/4 c. à thé de poivre noir fraîchement moulu

• Jus de grande Valence orange ou de mandarine

• 4 cuillères à café orange ou mandarine zeste

• 4 cuillères à soupe d'aneth frais haché

Préchauffer le four à 375° F. Préparer quatre morceaux de 10 pouces de longueur du papier d'aluminium.

Frotter chaque filet de saumon des deux côtés avec l'huile d'olive. Chacun de sel et de poivre et placez-les dans le centre de chaque morceau de papier d'aluminium.

Verser le jus d'orange sur chaque morceau de poisson et garnir avec 1 cuillère à café orange zeste et 1 c. à table aneth.

Recettes de dîner

Médaillons de poulet enrobés de bacon

Ingrédients :

- 1 ½ lb Poitrines poulet désossées
- 8 à 10 tranches de lard cru
- ½ cuiller à café paprika
- ½ cuiller à café de poudre de chili
- Sel et poivre au goût

Préparation :

1. Préchauffer le gril à feu vif puis réduire à feu moyen-vif.
2. couper les poitrines de poulet en deux ou trois gros morceaux.
3. Assaisonner le poulet saler et poivrer au goût puis poussière avec le paprika et la poudre de chili.
4. enrouler chaque médaillon à l'aide d'une tranche de bacon puis fixez-le avec une brochette en bois.
5. Placer les brochettes sur une grille et laisser cuire pendant 3 à 5 minutes de chaque côté jusqu'à ce que cuit.

Orange poulet grillé avec Salsa à la mangue

Ingrédients ::

- •4 poitrine de poulet désossée sans peau
- •2 c. à soupe jus d'orange
- •1 c. à soupe d'huile d'olive
- Réf.PY0008 et poivre au goût
- • 1 mangue mûre, dénoyautée et coupée en dés
- • 1 petite tomate, coupée en dés

- ½ tasse de concombre sans pépin coupée en petits dés
- ¼ tasse coriandre hachée fraîche

<u>Préparation :</u>

1. chauffer le gril à feu vif puis réduire à feu moyen-vif.
2. Fouetter ensemble le jus d'orange et l'huile d'olive dans un petit bol.
3. Assaisonner le poulet saler et poivrer au goût puis badigeonner avec la marinade.
4. Placer les poitrines de poulet sur le gril et faites cuire pendant 10 minutes.
5. remettre le poulet et le badigeonner à nouveau de marinade.
6. faire cuire le poulet pendant 8 à 10 minutes jusqu'à ce qu'il soit bien cuit.
7. mélanger le reste des ingrédients : dans un bol et servir sur le poulet chaud.

Jour 8 :

Le petit déjeuner

Gruau de pain d'épice

Ingrédients :

- 1 tasse d'eau
- 1/2 tasse d'avoine démodé
- 1/4 tasse non sucré cerises/canneberges (séchés)
- 1 cuillère à café de gingembre moulu
- une demi-cuillerée à thé de cannelle moulue
- ¼ c. à thé de muscade moulue
- 1 cuillère à soupe de graines de lin
- 1 cuillère à soupe de mélasse

Préparations

1. dans une petite casserole, mélanger tous les eau, l'avoine, canneberges ou cerises, cannelle et muscade.
2. baisser le feu moyen-vif.
3. Portez le mélange à ébullition.
4. réduire le feu et laisser mijoter.
5. laissez l'eau réduite ou légèrement absorbé, généralement cela prend 5 minutes.
6. mélanger en graines de lin.

7. laissez reposer pendant environ 5 minutes, couvert.

8. il arrosé avec de la mélasse et servi.

Déjeuner

Soupe aux légume

Ingrédients :

400 grammes de légumes

200 g d'orge perlé

1/2 oignon

100 g de lard

1 litres de bouillon de légumes

1 cuillère à café de bicarbonate de

Huile de sel

1 paquet de croûtons

Préparation

Mettez les légumes et l'orge tremper pendant au moins 4 heures dans l'eau tiède dans le bol de légumes en ajoutant une cuillère à café de bicarbonate de soude. Puis rincer sous l'eau courante, égoutter et mettre de côté.

Couper l'oignon et poudre de bacon en cubes et
faire revenir avec un peu d'huile d'olive
dans une casserole à fond épais.

Ajouter les haricots rincés et égouttés
complètement d'eau et de pain grillé
pendant quelques minutes puis ajouter le
farro (un type de blé mondé, surtout
épeautre ou engrain, généralement utilisé
dans les salades, soupes et plats
d'accompagnement).

Mélanger le tout ensemble, puis ajouter le
bouillon de légumes pour couvrir
complètement les légumes.

Mettez un couvercle et cuire la soupe de
légumes à feu moyen pendant environ 40
minutes, en remuant de temps en temps et
en ajoutant plus de bouillon que vous en
avez besoin.

Retirez le couvercle, salez et poivrez et faites
cuire quelques minutes.

Mettre sur le fond de chaque assiette de pain
grillé, puis verser la soupe d'orge et de
légumineuses.

Ajouter quelques toasts et puis ramener à la
table de votre soupe fumante de la maison.

Dîner

Stroganoff aux champignons

Ingrédients :

1 gros oignon jaune, haché

8 oz de champignons, tranchés

blanc de 8 oz de champignons, tranchés

4 gousses d'ail, hachées

4 cuillères à soupe farine de blé entier

3 cuillères à soupe de vinaigre balsamique

1/2 tasse lait de soya

1 cuillère à café de thym

16 onces cuit fettuccini

Préparation :

Chauffer un poêlon antiadhésif à feu vif. Cuire
les oignons pendant 3 minutes.

Ajoutez les champignons et l'ail. Cuire jusqu'à
ce que les champignons commencent à
libérer leur jus. Saupoudrer la farine.

Remuer jusqu'à ce que la farine est mélangée
dans le puits. Ajouter le lait de soja et de

vinaigre, en remuant constamment jusqu'à ce que la sauce épaississe.

Ajouter le thym.

Servir la sauce chaude sur nouilles cuites.

Jour 9 :
Le petit déjeuner

Crêpes aux fraises libre sans gluten

Ingrédients :

• 6 tasses de fraises (tranchés)

• 2 c. à soupe de sucre ou de miel

• 4 gros œufs

• 1 tasse de lait d'amande sans sucre

• 2 cuillerées à soupe d'huile d'olive

• 1 cuiller à café d'extrait de vanille

• 1 cuillère à soupe de sucre brun clair

• Le ⅛ c. à thé de sel

• 3/4 tasse farine gluten free (cuisson mix)

Préparations

1. mélanger vos fraises et le sucre dans un récipient propre.

2. laissez reposer pendant 30 minutes à température ambiante.

3. mélanger au fouet à œufs, lait, huile d'olive, vanille, sucre, sucre clair et le sel dans un bol de taille moyenne jusqu'à ce que bien combiné.

4. mélanger la farine et mélanger bien.

5. Faites chauffer un anti-adhésif crêpière, environ 8 à 9 pouces de diamètre.

6. verser environ 1/4 tasse de la pâte dans le moule.

7. agiter et complètement pelage l'antiadhésif pan.

8. Mettez votre crêpe quand il commence à virer au brun pour cuire l'autre côté. Cela prend habituellement 30 à 40 secondes.

9. l'autre côté dure 10 secondes.

10. Soyez vigilant pour éviter les crêpes brûlées.

11. placer sur un plat de service.

12. cuillère an environ ½ tasse de la fraise, mélanger et placer au milieu de la crêpe.

13. Pliez la crêpe en un demi-cercle pour couvrir les fraises.

14. arroser le jus de votre mélange aux fraises
pour plus de saveurs.

15. servir et déguster.

Déjeuner

Épinards au saumon

Ingrédients :

1 filet de saumon (5 onces), cuit

1 tasse d'épinards

1⁄2 rouge tasse raisins

1⁄4 tasse de carottes râpées

1 cuillère à soupe en tranches d'amandes

1 cuillère à soupe séché canneberges

Combiner les ingrédients : dans un bol et
profiter.

Dîner :

Ragoût d'artichauts

Ingrédients :

2 petits citrons, coupées en deux, plus de jus
pour garnir

15 artichauts de bébé

1/4 tasse d'huile d'olive extra vierge

1 oignon rouge, tranché finement

1 c. à thé flocons de piment rouge

1/2 tasse de vin blanc sec

1 livre petits pois frais, écossés

des grappes de 4 oignons verts, parées de
racine et blancs et verts coupés en
morceaux de 2 po

Sel, au goût

Poivre fraîchement moulu, au goût

1 botte de feuilles de menthe fraîche

Remplissez un grand bol d'eau et presser les
moitiés de citron dedans.

Retirez et jetez les feuilles dures extérieures des artichauts et couper les tiges. Puis couper les artichauts en deux et évider le starter. Pendant que vous travaillez, plonger les artichauts coupés en deux dans l'eau de citron.

Dans un faitout, chauffer l'huile d'olive sur feu moyen jusqu'à ce que chaud, ajouter l'oignon et cuire jusqu'à ce que doux et translucide, environ 4 minutes. Ajouter les flocons de piment rouge, le vin, 1 tasse d'eau chaude, les petits pois et les artichauts égouttés.

Couvrez et faites cuire jusqu'à ce que les artichauts soient juste tendres, 10-12 minutes. Ajouter les oignons, couvrir et réduire le feu à ébullition. Cuire jusqu'à ce que les oignons verts sont flétries et douce, environ 4 minutes. Assaisonner de sel et de poivre noir.

Déchirer les feuilles de menthe en morceaux et les saupoudrer sur le pot-au-feu. Garnir d'un filet d'huile d'olive et le jus de citron. Servir chaud ou à température ambiante.

Jour 10 :

Le petit déjeuner

Smoothie framboise thé vert

Ingrédients :

• 1½ tasses de réfrigérés thé vert

- 2 tasses de framboises sans sucre (congelés)

- 1 banane

- 1 cuillère à soupe de miel

- 1/4 tasse de poudre de protéine

Préparations

1. avec votre blender, mettre tous les ingrédients : et mélangez.

2. placer dans votre tasse préférée et profitez.

Déjeuner :

Ragoût de riz brun :

Temps de préparation : 15 minutes : temps de cuisson : 30 min max, portions : 4

Ingrédients :

1 tasse de riz brun

1/2 tasse de pâte de noix

1/2 tasse de pâte de noix de cajou

1/2 tasse de pâte d'amande

2 tasse de lait de coco

1 cuillère à soupe d'huile de palme

Une poignée de coriandre fraîche

4 oignons, coupés en dés

2 piments rouges

Sel et poivre au goût

1 cuillère à soupe de cumin

Directions

1. dans une cocotte, faire revenir le riz et les oignons

2. Ajoutez les champignons et les flocons de piments forts

3. verser dans le lait

4. Assaisonner avec sel et poivre

5. couvrir et cuire pendant environ 30 min

6. relâcher la pression et servir chaud

Dîner

Côtelettes de porc de Auted

Ingrédients :

4 côtelettes de porc

1 oignon, haché

1/4 tasse beurre

1 cuillère à café. sel

¼ de cuillère à café. poivre

pincée de persil

smidgin d'ail en poudre

1/2 tasse poivron vert, haché

Préchauffer la poêle sur feu vif pendant 3 minutes.

Faire sauter ' 1 haché oignon et 1/4 tasse de beurre. Puis poser les 4 côtelettes de porc dans la poêle, à feu moyen. Faire sauter "pour environ 1 ½ minutes, puis retourner les côtelettes de porc.

Tableau de bord avec 1 cuillère à café. de sel et ¼ de cuillère à café. de poivre, une pincée de persil et un smidgin d'ail en poudre. Puis ajoutez 1/2 tasse de poivron vert haché, par-dessus les côtelettes de porc.

Réduire le feu et laisser mijoter jusqu'à ce que les poivrons sont attendries, environ 8 minutes.

Jour 11 :

Le petit déjeuner

Muffins pomme gingembre

Ingrédients :

- 2 tasses de farine tout usage

- ⅔ tasse de granules de sucre ou substitut du sucre

- 1 cuillère à soupe de poudre à pâte

- ½ cuiller à café de sel

- 1 c. à thé cannelle moulue

- 1 cuillère à thé de gingembre moulu

- ¾ tasse de lait d'amande sans sucre

- 1 tasse de pommes râpées

- 1/2 tasse de bananes mûres et écrasées

- 1 cuillère à soupe de vinaigre de cidre de pomme

- 1/2 tasse de gingembre cristallisé (finement haché)

Préparations

1. Préparez votre four en préchauffage il sur 400° F.

2. vous pouvez utiliser les revêtements de papier, ou si vous utilisez un moule à muffins, enduisez-le légèrement.

3. dans un bol de taille moyenne, mélanger farine, le sucre, la poudre à pâte, sel, cannelle et gingembre.

4. Mettez de côté et de mélanger le lait, pomme, banane et le vinaigre dans un grand bol

5. puis mélanger dans le mélange de farine jusqu'à ce que bien mélangé.

6. Remplissez vos muffins dans juste environ ⅔ complet.

7. démarrer la cuisson au four pendant environ 15 à 20 minutes

8. Insérer un cure-dent au centre, si elle ressort propre, puis vous avez terminé.

9. servir avec votre jus préféré et passez une journée en bonne santé.

Déjeuner :

Spaghettis aux anchois

Ingrédients :

-¾ lb spaghettis

-anchois de tailles moyennes 5

-Huile d'Olive

-Conserves de tomates

Préparation :

1. Mettez les anchois dans une passoire et tremper rapidement dans l'eau pour détendre la peau bouillante et enlever le sel.

2. la peau et les os.

3. les hacher et mettre sur le feu dans une casserole avec une quantité généreuse d'huile et un peu de poivre.

4. ne pas laisser bouillir, mais lorsqu'ils sont chauds, ajouter deux cuillères à soupe de beurre et trois ou quatre cuillerées à soupe de jus de tomate concentré de cuisson vers le bas de tomates en conserve et en frottant à travers un tamis. Cuire les spaghettis dans l'eau qui est légèrement salé et prendre soin de ne pas pour le laisser devenir trop mou.

5. laisser s'égoutter soigneusement et le mettre dans le plat chaud, dans lequel il doit être servi.

6. verser la sauce sur les spaghettis, et si vous avez laissé ce dernier ininterrompue dans le mélange de style italien en soulevant les spaghettis avec deux fourchettes argent jusqu'à ce que la sauce est allé tout au long de ce. Servir avec du fromage râpé.

Dîner :

Poulet Rochambeau

Ingrédients :

4 poitrines de poulet

4 grosses tranches de pain grillé

4 grosses tranches de jambon

4 verres de vin rouge

1 pot de sauce bearnease

1 grosse poignée de persil haché

Sel & poivre

1 citron

Laisser mijoter de citron, feuilles de baie, persil sel et de poivre en deux pouces du vin pendant dix minutes avant d'ajouter le poulet à pocher doucement jusqu'à cuisson.

Jour 12 :

Le petit déjeuner

Pain de semoule de maïs

Ingrédients :

• Jaune maïs

• Séchés champignons

• Fromage Parmesan

• Beurre

- Crème
- Sel

La veille de ce plat doit être servi, cuire la semoule de maïs très soigneusement avec seulement assez d'eau pour le rendre très rigide. S'avèrent cool juste la forme du plat dans lequel il a cuit.

Lendemain prendre ce même plat, il Beurrer et saupoudrer de chapelure. Couper le moule de la semoule de maïs en tranches horizontales environ ¼ pouce d'épaisseur. Poser la tranche supérieure dans le fond de la boîte où elle se situe.

Point avec deux ou trois petits morceaux de beurre et les champignons séchés trois ou quatre qui ont eu de l'eau bouillante versée sur eux et tremper quelque temps. Mouiller avec la crème et saupoudrez de Parmesan râpé.

Répétez tranche par tranche jusqu'à ce que la forme est terminée. Sur la dernière tranche a mis seulement deux points de beurre.

Mettre au four et faites cuire trois heures. Si à la fin de ce temps il devrait y avoir trop de liquide sur le dessus décanter ce à utiliser pour

l'assaisonnement de certains autre plat, telles
que spaghetti, de riz ou de nouilles et
poursuivre la cuisson jusqu'à ce que le liquide
cesse de suinter.

Déjeuner :
Salade de bifteck de flanc

Bifteck de flanc est une coupe particulièrement
maigre, qui en fait des meilleurs choix pour les
repas occasionnels lorsque vous voulez servir la
viande rouge. Intégrer dans une salade rend la
viande et le dollar de votre épicerie, aller
beaucoup plus loin.

Ingrédients :

• 1 livre bifteck de flanc

• 1 cuillère à café d'huile d'olive extra vierge

poudre d'ail • 1 cuillère à soupe

• 1/2 c. à thé sel

• 1/2 cuillère à café de poivre noir fraîchement
moulu

- 4 tasses d'épinards feuilles

- 10 tomates cerises, coupées en deux

- 10 cremini ou champignons blancs, tranchés

- 1 petit oignon rouge, tranché finement

- 1/2 poivron rouge, tranché finement

Préchauffer le gril du four. Tapisser une plaque de cuisson avec du papier aluminium.

Frotter la partie supérieure de la bavette de boeuf avec l'huile d'olive, ail en poudre, sel et le poivre et laisser reposer pendant 10 minutes avant de les placer sous le gril. Cuisson au gril pendant 5 minutes de chaque côté pour une cuisson saignante. Laissez la viande reposer sur une planche à découper pendant 10 minutes.

Pendant ce temps, dans un grand bol, mélanger les épinards, tomates, champignons, oignons et poivrons et bien mélanger.

Pour servir, répartir la salade dans 4 assiettes. Couper le steak sur la diagonale et placer 4 à 5 tranches sur le dessus de chaque salade. Servir avec votre vinaigrette préférée. Pour 4 personnes

Dîner :
Goulasch hongrois :

viande de 2 livres de ragoût, coupé en cubes 1"

1 gros oignon, tranché

1 gousse d'ail, hachée

1/2 tasse de ketchup

2 cuillères à soupe de sauce Worcestershire

1 cuillère à soupe de cassonade

2 cuillères à café de sel

2 cuillères à café de paprika

1/2 c. à thé de moutarde sèche

1 tasse d'eau

1/2 tasse de farine

Instructions

Ajouter la viande coupée en morceaux de ragoût d'une mijoteuse et les recouvrir avec les oignons émincés.

Dans un grand bol, mélanger ensemble la moutarde, paprika, sel, sucre, Worcestershire sauce, ketchup et ail. Mélanger avec l'eau et verser sur la viande.

Définissez votre mijoteuse sur un réglage bas et cuire pendant 8 à 9 heures.

15 minutes avant de servir mettre le paramètre cuisinière haute.

Ajouter la farine une petite quantité d'eau et bien mélanger, ajouter au mélange de viande et remuer.

Laissez pour épaissir pendant 10 à 15 minutes.

Servir avec du riz blanc chaud.

Jour 13 :

Le petit déjeuner

Burrito petit déjeuner

Ingrédients ::

2 enveloppements lavash

4 œufs entiers

2 bottes d'épinards

1 tomate, coupée en dés

1 tasse en tranches champignons coupés

1 gousse d'ail

sel

Poivrons

Huile de coco ou d'huile de votre choix.

Préparation :

Dans un bol, mélanger 4 oeufs, sel et poivre. Bien mélanger avec un fouet. Alors que la plupart vous fouetter oeuf moelleux.

Dans une poêle, cuire l'ail, les épinards, les champignons et les tomates avec de l'huile de noix de coco.

Dans un poêlon antiadhésif, faire cuire les oeufs préalablement battus.

Puis placer la garniture dans l'enveloppe de lavash et le faire rouler. Fixer le rouleau avec un cure-dent.

Déjeuner :

Four poché Cod :

Le cabillaud est un poisson ferme et doux qui est une formidable source d'acides gras oméga-3. Il concocte facilement, prend sur les saveurs des autres ingrédients : facilement et n'est pas trop cher, donc il est particulièrement adapté aux novices de fruits de mer. Si vous avez une poêle four, c'est un repas de pan-celui qui fait pour un nettoyage facile.

Ingrédients :

• les filets de morue de (6 oz) 4

• 1/2 c. à thé sel

• 1/2 cuillère à café de poivre noir fraîchement moulu

• 1/2 tasse de vin blanc sec

- 1/2 tasse de fruits de mer ou de légumes stock

- 2 gousses d'ail, hachées

- 1 feuille de Laurier

- 1 cuillère à café de sauge fraîche

- brins de romarin 4 pour garnir

Préchauffer le four à 375° F.

Chaque filet avec sel et poivre et placez-les dans une grande poêle allant au four ou un plat allant au four. Ajouter le vin, stock, l'ail, la feuille de Laurier et sage et couverture. Cuire jusqu'à ce que le poisson se défasse facilement à la fourchette, environ 20 minutes.

Utilisez une spatule pour retirer le filet de la poêle. Place le liquide de pochage sur feu vif et faire cuire, en remuant fréquemment, jusqu'à ce que réduit de moitié, environ 10 minutes. (Le faire dans une petite casserole si vous avez utilisé un plat allant au four.)

Pour servir, placer un filet sur chaque assiette et arroser avec le liquide de pochage réduit.

Garnir d'un brin de romarin frais.

Pour 4 personnes.

Dîner :

Cool Chicken Ranch

Ingrédients :

poitrine de poulet désossée de 1 1/4 lb

1 enveloppe sèche taco mix ou alternativement, 2 c. à soupe faite maison

1 enveloppe mélange à sec de vinaigrette ranch ou 1 c. à soupe faite maison

1 1/2 tasse de bouillon de poulet

1 tasse de riz brun

Itinéraire :

1. dans un petit bol, mélanger le bouillon de poulet, vinaigrette ranch et de mélange de taco.

2. ajouter le poulet dans une mijoteuse et les recouvrir avec le mélange de bouillon de poulet.

3. tourner la plaque de cuisson à un réglage bas et cuire couvert pendant 4 à 5 heures.

4. Retirez le poulet du pot et déchiqueter avec deux fourchettes.

5. retourner le poulet à la mijoteuse et cuire pendant encore 25 à 30 minutes.

6. verser le riz dans une casserole d'eau bouillante ; Ajouter une pincée de sel au goût et faire cuire jusqu'à ce que le riz soit tendre.

7. servir avec tacos et riz brun.

Jour 14 :

Crêpes

Ingrédients :

2 1/2 tasses de farine (tout usage)

2 1/2 tasses d'eau

4 cuillères à soupe de sucre (granulé)

2 cuillères à soupe d'huile de canola

4 c. à thé de poudre à pâte

1 cuillère à café de sel

Préparation :

Dans un saladier, ajouter les 2 1/2 tasses de farine, 4 cuillères à soupe de sucre en poudre, 4 c. à thé de poudre à pâte et 1 cuillère à café de sel et mélanger.

Ajouter lentement les 2 1/2 tasses d'eau et 2 cuillères à soupe d'huile de canola et à peine remuer pour mélanger. Le mélange grumeleux doit être prévu.

Faire chauffer une grande poêle ou une crêpière avec un peu d'huile de canola sur moyen tête haute.

Verser la pâte sur la plaque à frire chaude ou de la poêle et laisser assis jusqu'à ce que les bords sont assèchent et les bulles se forment vers le milieu.

Doucement les retourner pour faire dorer l'autre côté. Servez chaud avec du sirop d'érable nappé.

Déjeuner :

Cuisses de poulet grillé balsamique

Ingrédients :

• 2 livres pattes de poulet cru

•2 c. à soupe de vinaigre balsamique

•2 c. à soupe d'huile d'olive

•1 c. à thé poudre d'oignon

Réf.PY0008 et poivre au goût

Préparation :

1. Préchauffer le four à 375° F et huilez légèrement un verre plat allant au four.

Dîner :

Casserole de nouilles de poulet cuit au four

Ingrédients :

2 poitrines poitrines de poulet désossées, hachées

1 sac de 12 oz de nouilles aux oeufs

1 (10 ¾ once) pouvez velouté de poulet

Lait écrémé

1 gros œuf, fouetté

2 tasses de champignons tranchés

1 ½ tasse de fromage râpé

1. Préchauffer le four à 350° F (175° C).

2. mélanger le poulet et nouilles dans un plat allant au four.

3. verser la soupe dans un bol puis remplir le bidon de lait et versez-le dans.

4. mélanger la soupe et le lait dans l'oeuf puis incorporer dans la cocotte avec les champignons.

5. Couvrez le plat d'aluminium et cuire au four pendant 30 à 40 minutes jusqu'à ce que chaud.

6. découvrir et saupoudrer avec le fromage.

7. cuire au four pour un autre 5 minutes ou plus jusqu'à ce que le fromage soit fondu.

Jour 15 :
Le petit déjeuner

Gaufres de blé entier

Ingrédients :

2 tasses de farine épeautre

4 c. à thé de poudre à pâte

2 gros œufs, battus

1 ¾ tasses de lait 2 %

1/4 tasse de sucre, brut

1 cuillère à café de sel

1/4 c. à thé cannelle, moulu

Itinéraire :

1. Préchauffer le gaufrier à feu moyen.

2. dans un grand bol, mélanger la farine, la poudre à pâte, oeufs, lait, sucre, sel et cannelle.

3. Versez le mélange dans le gaufrier.

4. cuire au four jusqu'à cuisson des deux côtés.

Déjeuner :

Ragoût de boeuf cuisson lente

Ingrédients :

4 lb désossé fond rond, hachées

3 à 4 cuillères à soupe de farine

2 cuillères à soupe d'huile d'olive

2 gros oignons jaunes, hachés

2 tasses de carottes hachées

4 tasses en dés de pommes de terre Yukon gold

1 boîte (6 oz) pâte de tomate

2 tasses stock ou bouillon de boeuf

1 tasse vin rouge, sec

Sel et poivre au goût

Mode d'emploi :

1. chauffer l'huile dans une grande poêle à feu moyen-vif.

2. mélanger la viande avec la farine, puis ajouter à la poêle, faire cuire pendant 2 à 3 minutes jusqu'à ce que dorée.

3. mélanger le boeuf, oignons, tomates, carottes et pommes de terre dans une mijoteuse.

4. incorporer le vin et le boeuf bouillon jusqu'à ce que bien mélangé puis couvrir la mijoteuse.

5. cuire à feu doux pendant 7 à 8 heures ou à feu vif pendant 4 heures jusqu'à ce que la viande soit bien cuite.

6. Assaisonner avec sel et poivre au goût et servir chaud.

Dîner :

Moules au vin blanc

Moules mijotées au vin blanc est un plat traditionnel servi partout dans la Méditerranée. Il est prêt en quelques minutes, très impressionnants et ne peut pas être battu pour le pur confort lorsqu'il est servi avec du pain croûté de sopping les jus.

Ingrédients :

• 4 livres des moules fraîches, vivre

• 2 tasses de vin blanc sec

• 1/2 c. à thé sel de mer

• 6 gousses d'ail, hachées

• 4 cuillères à café échalotes coupées en dés

• 1/2 tasse de persil frais, divisé

• 4 cuillères à soupe d'huile d'olive extra vierge

• Jus de citron 1/2

Mode d'emploi :

Dans une grande passoire, frotter et rincer les moules sous l'eau froide. Jetez toutes les moules qui ne se ferment pas lorsqu'on. Utiliser un couteau pour enlever la barbe de chaque moule.

Dans une grande marmite sur un feu moyen-vif, porter le vin, le sel, l'ail, échalotes et 1/4 tasse de persil à frémissement régulier.

Ajouter les moules, couvercle et laissez mijoter juste jusqu'à ce que tous les les moules ouverts, 5 à 7 minutes. Ne pas trop cuire.

À l'aide d'une écumoire, diviser les moules parmi 4 bols grandes, peu profondes.

Ajouter l'huile d'olive et le jus de citron dans la casserole, remuez et versez le bouillon sur les moules. Garnir chaque portion avec 1 cuillère à soupe de persil frais restant et servir avec une baguette croustillante, de complet.

Pour 4 personnes.

Chapitre 9 — Conseils à être motivé

Plan de repas sains n'a pas nécessairement besoin d'être compliqué. Il n'est pas d'être compatible avec tous ces régimes serrés et très restrictive qui pourraient même conduire à la « mode survie » ou des carences nutritionnelles. Un régime alimentaire sain est un plan de repas qui favorise le bien-être général avec des aliments naturels et est très basique, simple et facile à suivre.

Voici six conseils à suivre un plan de repas régime sain.

1. il ne veut pas dire privation

Avez-vous essayé des régimes dans le passé qui vous privent d'aliments, en particulier ceux riches en glucides et lipides ? Vous avez d'évaluer soigneusement votre apport en calories ? Perdre du poids et être en bonne santé ne devraient pas être comme ça. Vous méritez encore toutes les friandises que vous êtes habitué à. Pas tous les glucides et les graisses sont mauvaises ; certains sont nécessaires à notre corps.

2. n'oubliez pas : tout avec modération

Il ne faut pas éliminer complètement les certains aliments de votre alimentation. C'est terrible quand vous n'êtes pas en mesure de profiter de ce que vous mangez. Manger une variété d'aliments, mais seulement certains aliments avec modération. Vous pouvez toujours manger illimité de fruits et légumes. De cette façon, vous pouvez toujours tout inclure dans votre alimentation sans trop d'effort d'éviter les aliments de votre détente.

3. prendre un peu à la fois

Vos objectifs devraient être atteignable et réaliste. Les changements diététiques et de perte de poids ne devraient pas être radical, mais plutôt lente et régulière. Grand succès provient de petites améliorations. Commencez par petites étapes au lieu de gros sauts que vous ne serez pas en mesure de respecter.

4. éduquer vous-même

Renseignez-vous sur la nutrition et quels aliments sont bons pour vous et pourquoi.

Saturés et les gras trans doivent être évitée, tout aussi bien les mauvais glucides. Choisissez les types biologiques et naturels des aliments.

5. intégration du mode de vie

Assurez-vous de manger sain et exercer une partie de votre routine et de la vie quotidienne. Il ne devrait pas être difficile parce que vous ne serez pas forcé de respecter certaines mesures ou la limitation.

6. Motivez-vous

Motivez-vous avec les objectifs et les réalisations. Lorsque vous souhaitez atteindre vos objectifs, vous travaillez pour elle. Quand vous voyez les résultats dans le temps, vous serez inspiré pour maintenir et éventuellement obtenir davantage de résultats.

Manger sainement n'est pas sur les méthodes strictes de suivre un régime, mais il s'agit de choisir la bonne nourriture, changer vos habitudes alimentaires et méfiez-vous de ce que vous mangez.

Chapitre 10 : Exercice de Discipline

Si l'on cherche à s'en tenir à une routine d'exercice, se concentrer sur votre entraînement comme une occasion d'améliorer votre capacité à prendre des mesures disciplinaires vous-même. Suivez les astuces ci-dessous pour utiliser votre routine d'entraînement comme une façon d'intégrer l'auto-discipline dans votre vie et parvenir à un développement personnel positif.

Si vous ne travaillez pas autant que vous voulez, ou si vous avez cessé d'exercer pour une raison quelconque, commencer à exercer de nouveau. Il n'est pas d'importance ce que vous faites sur le premier jour de recharger/survolter votre exercice de routine, simplement mis de côté le temps d'exercice et passer ce temps à faire de l'exercice physique que ce soit aller à la gym ou en vous promenant.

N'incluez pas les activités qui sont physiques, mais ont d'autres objectifs principaux dans le cadre de votre routine d'exercice. Par exemple, si vous nettoyez la maison, ne considèrent pas que l'activité que l'obtention de votre séance d'entraînement pour la journée.

Ajouter des séances d'entraînement à votre routine pour mieux atteindre vos objectifs de santé. Par exemple, si vous soulevez des poids ou faire croque pour rendre votre corps à bien paraître, considérez si vous souhaitez inclure cardio dans le cadre de votre routine d'entraînement.

Évitez de manger plus quand vous avez faim après l'exercice afin de maximiser votre capacité à atteindre et à maintenir les objectifs de gestion de poids. Tout simplement parce que vous faites de l'exercice vous ne devriez pas avoir à augmenter votre apport calorique à moins que vous vous entraînez avec acharnement pendant des heures par jour.

La priorité de formation afin de maximiser votre potentiel d'autodiscipline. Vous pouvez facilement déterminer si vous avez une priorité activité en prenant en considération si vous avez tendance à sauter des jours d'affluence.

Examiner les activités que vous ne sautez pas, même avec vos journées plus fréquentées tels que manger ou de regarder la télévision et prioriser délibérément exercice comme une de ces activités que vous faites, quel que soit le degré d'activité, vous êtes.

La routine vous établissez pour exercice comme un moyen de créer une routine permettant d'utiliser votre autodiscipline pour accomplir des buts supplémentaires d'utilisation. Par exemple, une fois que vous avez vécu la pratique de l'auto-discipline de s'en tenir à une routine d'entraînement, essayer d'instaurer la même pratique pour le nettoyage de votre maison ou payer vos factures.

Inclure votre routine dans votre conversation pour aider à maintenir votre motivation. Communiquer votre engagement envers la discipline à travers l'exercice peut aussi engager les autres essayant d'incorporer une routine qui leur est propre. Vous pouvez aussi apprendre des autres comment ils ont aidé à s'en tenir à leur programme.

Essayez d'ajouter cinq minutes d'entraînement à votre routine d'exercice tous les quelques mois. En augmentant progressivement votre temps, que vous allez améliorer les bienfaits vous réaliser à partir de l'exercice tout en améliorant votre capacité à prendre des mesures disciplinaires vous-même.

Écoutez ce que vous dites aux autres tout ce que vous faites et évitez de parler d'elle négativement. Preuve de beaucoup de gens, il y a aussi ceux qui mutter et s'en plaindre. Au lieu de se plaindre, vous devriez pratiquer parler positivement votre routine d'exercice dans le cadre de votre démarche à soutenir vos efforts à l'autodiscipline.

L'autodiscipline peut être une partie importante d'un développement personnel en vous aidant à maximiser votre capacité à atteindre des objectifs précis. Les conseils ci-dessus permet d'utiliser l'exercice comme moyen de formation vous-même d'incorporer l'auto-discipline dans votre approche pour s'améliorer.

Nous aurions plus d'énergie - quand nous directement travailler nos muscles, il donne à notre corps et un coup de pouce du cerveau et stimule les hormones « sentir bien ». Cela donne à son tour notre humeur et énergie niveaux un coup de pouce.

Nous avons mieux brûler les graisses - lorsque nous augmentons notre tonus musculaire nous augmentons notre taux métabolique, ce qui signifie que nous brûlons plus de carburant (calories) chaque minute du jour et de nuit. Cela nous aide à perdre du poids de graisse excédentaire et puis maintenir cette perte.

Nous soulageons des niveaux de stress élevé - nos vies modernes occupées sont exécutent à un tel jeûne rythme, il nous reste souvent plus élevé qu'elles devraient être les niveaux d'hormones de stress (cortisol). Cela met notre santé en danger que les niveaux d'hormones déséquilibrées préparer le terrain pour la maladie de mettre. Une personne constamment stressée souvent a des taux de graisse corporelle élevé et a tendance à stocker la graisse à l'intérieur et autour de la zone abdominale qui est extrêmement malsaine.

Nous améliorons notre regard sur la vie quand on est fort et en forme - lorsque nous avons une auto-discipline dans nos vies il déborde dans de nombreux autres domaines de notre vie et améliore leur. Lorsque vous faire des promesses à vous-même et gardez que vous ressentirez un sentiment d'accomplissement et de fierté.

L'habileté de l'auto-discipline n'est pas si populaire aujourd'hui comme il l'habitude d'être. Beaucoup de gens croient qu'il signifiera à sortir de leur zone de confort ou qu'il y a quelque chose pour le panier « trop dur ». Encore l'autodiscipline des quelques séances d'exercice chaque semaine en fait vous donnera plus d'outils et le pouvoir de réduire l'échec en beaucoup d'autres buts dans la vie.

Vous pouvez voir que donnant à votre corps le mouvement physique vigoureux qu'il a été conçu pour est beaucoup plus d'à peu près l'aspect physique. Avez-vous d'autres buts dans la vie que vous souhaitez réussir à - carrière, famille, relations ou loisirs ? Quand vous pratiquez l'autodiscipline vous mettra au point le meilleur système de pilote automatique ou de régulateur de vitesse, que vous pourriez souhaiter - quelque chose de tellement inestimable qu'aucune somme d'argent ne peut acheter.

<u>Chapitre 11 : Warm up Routine d'exercice</u>

Il est très important de discuter de pourquoi vous devriez faire un échauffement de routine avant de s'engager dans n'importe quel entraînement physique exigeante. Beaucoup de gens travaille et ignore à plusieurs reprises en passant par l'échauffement étape avant d'exercer, complètement inconscients des conséquences que cela pourrait apporter.

Pourquoi se réchauffer ? Une fois que le corps se livre à une activité physique il subit plusieurs changements : la fréquence respiratoire et sang écoulement augmente, plus l'oxygène et énergie est livrés aux cellules. Le taux d'augmentation doit être linéaire et préparer votre corps pour l'effort physique les prochains exercices seront mis sur elle. Si vous laissez cette préparation étape, votre corps fonctionnera beaucoup moins efficacement et votre routine d'exercice ne se produira pas aussi bon que des résultats qu'il le pourrait. Échauffement lubrifie les articulations et détend vos muscles et vous êtes moins susceptibles de souffrir d'une blessure. Il donne aussi le coeur une période d'ajustement indispensable de pomper le sang et nutriments dans les muscles.

Ce qui constitue un bonne routine d'échauffement ? Fondamentalement, toute routine que rend le cœur battre plus vite sans trop de déformation est un bon routine d'échauffement. Vous pouvez simplement marcher ou faire du jogging... Si équipement cardio-vasculaire à mains, comme un vélo statique ou une epileptical machine en cours d'exécution, il est préféré vous les utilisez. Commencer à un rythme modéré et ensuite augmenter lentement la cadence jusqu'à ce que votre cœur battre les majorations tarifaires et les échauffements de votre corps. Notez qu'il est très important que ce rythme est lié à votre niveau actuel de remise en forme, que la routine d'échauffement devrait vous laisser sous tension ; pas épuisé.

Travailler jusqu'à une légère sueur pendant environ 5 minutes et de passer ensuite à l'étirement dynamique. Contribue à l'amélioration de la flexibilité globale de l'étirement. Le genre d'étirement exercice dépend de quel type de séance d'entraînement vous allez faire. Assurez-vous que les groupes principaux muscles sont tendus pendant au moins 10 secondes et gardez vos pieds se déplaçant ou exercent vos jambes pour empêcher le sang de s'accumuler dans les jambes. N'oubliez pas, étirez seulement si vous avez déjà réchauffé vos muscles. En outre, ne rebondissent pas tout en étirant. Elle pourrait conduire à une contraction qui, à son tour, peut entraîner déchirure musculaire ou tirer.

Maintenant que vous êtes pleinement échauffement et tendu, vous pouvez commencer votre séance d'entraînement principal, mais n'oubliez pas : il est tout aussi important pour vous de laisser votre corps refroidir après cette routine principale. Devez vous arrêter brusquement l'exercice, sang réunira dans le muscle et bloquer l'alimentation en oxygène. Lorsque cela se produit, les crampes sont le cadet de vos soucis ; en fait, vous courez le risque d'avoir une crise cardiaque. Vous devez donner la même importance à refroidissement quant à réchauffer. Réchauffement vers le bas est fait à peu près la même façon que l'échauffement, juste diminuer le taux ou la vitesse de votre exercice au lieu de l'augmenter

Exercice est bon pour votre santé si vous prenez toutes les précautions nécessaires. De cette façon vous permettra non seulement de maximiser les résultats de votre séance d'entraînement, mais vous serez aussi sûr et rester en bonne santé.

Chapitre 12 : Programme d'entraînement hebdomadaire

Afin d'atteindre le meilleur de la santé, il faut être réaliste. Vous ne pouvez pas atteindre vos objectifs du jour au lendemain. Vous devez être prêts à travailler dur pour elle. En moyenne, vous pouvez perdre environ 1,5£ par semaine si vous essayez de perdre du poids. S'en tenir à ce nombre et vous trouverez beaucoup de plaisir à perdre du poids. Perdre du poids n'est pas de mourir de faim. Tout ce que vous avez à faire est de suivre le bon régime de diète et l'exercice. Il est même possible de vous récompenser avec votre nourriture préférée quand vous avez accompli vos objectifs. La tentation est toujours là, mais si vous êtes déterminé à perdre du poids, vous donnera pas lui.

Vous aurez besoin du soutien de vos amis et votre famille. Pour rester en bonne santé, vous devez indiquer vos proches sur vos objectifs. Votre famille et vos amis peuvent vous fournir le soutien et la motivation pour vous aider à rester concentré sur vos objectifs. Fringales sera toujours un problème. Personne n'est parfait et si vous faites des erreurs, vous ne devriez pas perdre espoir. Vous n'êtes ne pas le seul qui luttent pour maintenir un corps sain.

Faire un point d'avoir des pensées positives. Si vous n'êtes pas satisfait avec les résultats, vous devez l'utiliser pour s'efforcer de mieux dans les prochains jours ou mois. Trouver un régime qui fonctionne pour vous. Vous pouvez même parler avec un nutritionniste ou un diététicien. Un expert peut concevoir un plan de repas que vous pouvez suivre si vous êtes déterminé à maintenir un corps en bonne forme physique et en bonne santé.

Pour obtenir la bonne motivation pour effectuer des exercices régulièrement, vous devez vous assurer que vous aimez l'entraînement. En tant que famille, il est nécessaire de mettre de côté une heure exclusivement pour vous. Cela servira également le meilleur moment pour faire des exercices qui vous gardera en bonne santé. Garder une trace de vos calories. Vous devez obtenir la quantité recommandée de calories selon votre âge ou le sexe. Toujours garder à l'esprit que lorsque vous vous entraînez, vous obtenez également de brûler quelques calories.

Il est important de s'amuser avec l'hebdomadaire exercice de routine. Visualisation vous fera aussi bien. Juste mettre de cette façon - quand vous vous exercez, vous pouvez obtenir un corps plus mince dans un proche avenir. Enfin, vous pouvez porter votre robe préférée ou votre tenue. Faire un point à lire des magazines aussi bien. Magazines de fitness vous tiendrons motivés.

La communauté en ligne est également très favorable lorsqu'il s'agit de maintenir une alimentation saine et en bonne forme physique corps. Vous pouvez participer à des blogs et des forums pour partager votre opinion sur un mode de vie sain. Les récompenses que vous allez récolter si vous vous entraînez régulièrement sont difficiles à ignorer, alors restez motivé !

Vous voulez ce corps, non seulement parce qu'il attirera plus de gars, mais parce que vous êtes malade de regarder dans le miroir et ne pas aimer ce que vous voyez.

Tout d'abord, soyons honnêtes réel : le mode de vie de la moyenne américaine ne se prête pas à pratiquer régulièrement un sport. Quand exactement vous êtes censé entraînements d'éviction ? À 6 heures du matin avant d'aller au large pour travailler ? 6 le soir quand vous êtes mort de fatigue après le travail ? At 9 nuit quand vous voulez juste pour se détendre devant le tube ?

Non, nos modes de vie modernes ne comprennent pas beaucoup de temps pour l'exercice, donc même si vous êtes en mesure de se tailler un peu de temps pour exercer, vous êtes d'être félicité. C'est en fait une initiative super intelligente de votre part. Vous paraîtrez non seulement mieux, mais vous aussi vous sentir mieux et mieux dormir. Je sais que vous avez lu ça avant, mais c'est vrai : nos corps étaient faits pour se déplacer, au moins une partie du temps. Assis dans ce fauteuil toute la journée ne sont certainement pas la meilleure prescription pour la santé mentale et physique. Vous deviendrez plus de ce que vous devriez être comme un être humain étant comme vous exercer un peu.

Ainsi, le désir est là, le calendrier a été créé et vous êtes prêt à commencer. Maintenant ce qui ? Voici quelques-uns des conseils pour vous aider à démarrer votre nouvelle routine d'entraînement :

1) faire exercer une affaire sociale.

Beaucoup d'une personne bien intentionnée a juré de frapper le tapis roulant plusieurs fois par semaine. Vous pourriez être une de ces personnes fortes qui sont capables d'avoir ce type d'auto-discipline pour courir seul dans votre sous-sol, mais les meilleurs amis d'entraînement vous dira qu'il est crucial d'avoir des gens autour de vous quand vous vous exercez. Qui ne signifie pas que vous avez à courir dans le parc en bref Short juste en face de tous les hommes de l'ancien sur les bancs. Cela signifie que vous serez probablement plus apte à s'en tenir à votre nouvelle initiative si vous trouverez un partenaire d'entraînement ou Rejoignez un club de santé avec les classes que vous pouvez prendre.

Dans bon nombre de ces classes, vous serez en mesure de créer un système de responsabilisation instantané qui vous ramènera semaine après semaine. Le premier couple de fois que votre nouvel ami dit : « où étais-tu la semaine dernière ? Vous n'allez pas obtenir tout ce que vous pouvez sur cette option si vous venez à toutes les autres sessions, » vous serez beaucoup plus motivés que vous seriez normalement. Faire votre routine d'exercice nouveau un social. Trouver un partenaire de jogging/marche, adhérer à un club de santé, s'inscrire en classe. Tout cela vous aidera à accomplir votre vœu.

2) ne pas exercer trop au début

N'essayez pas de perdre 5 kilos en votre première séance d'entraînement. L'erreur que font de nombreux nouveaux fans exercice va trop dur au début. En d'autres termes, n'essayez pas de faire que tout l'entraînement que vous avez téléchargé depuis l'heure d'Internet le premier que vous tentez. Vous deviendrez épuisé et vous serez mal de la tête aux pieds le lendemain. Alors quoi ? Vous vous sentirez pas comme exercice pour 4-5 jours, vous obtiendrez occupé encore et votre nouvelle routine pourrait être fini après qu'une tentative. Ce n'est pas une bonne partie d'une routine !

En revanche, faire environ 1/2 à 1/3 de toute routine que vous adoptez et travailler votre chemin vers le haut. Une autre conséquence de travailler trop dur la première fois, ou deux est que vous pouvez faire glisser pour les jours suivants et être plus vulnérables à la maladie en raison de votre état affaibli. Demandez autour de vous et voir si quelqu'un dans votre bureau peut raconter une histoire à ce sujet. Il arrive que tout les temps les gens travailler, obtenir des malades, puis arrêtez. Soyez patient avec vous-même et fonctionné assez de se sentir fatigué, mais ne deviennent sensibles. Pécher par excès de prudence. Vous avez beaucoup de temps pour s'acquitter de routine d'entraînement de la Navy SEAL que vous avez trouvé en ligne. Vous n'êtes pas en forme de sceau encore ! Donnez-vous du temps.

En suivant ces deux étapes simples, votre routine d'exercice nouveau a une bien meilleure chance de succès. Faire social mais n'exagérez pas au début. Vous visez des résultats à long terme. Il est crucial de descendre un bon départ.

Chapitre 13 : Guide du débutant efficace diète cétogène

Régime cétogène : Défini et expliqué !

Le régime cétogène est une thérapie alimentaire qui est très riches en matières grasses et très faible en protéines et en glucides. En suivant le régime cétogène, les fluides et la prise alimentaire sont précisément mesurait et pesait. Fondamentalement, il y a trois choses que vous devez faire lorsque vous appliquez un régime cétogène :

☐ *Maximiser votre consommation de matières grasses*
☐ *Mangez moins de protéines*
☐ *Limiter votre consommation de glucides*

Dans Ketogenic diet, les bons glucides et les mauvais glucides sont à la fois hors de la liste. Oui, dire adieu à vos pâtes, pain, riz, etc. et tous les aliments riches en féculents. Toutefois, restriction des glucides signifient aussi que vous pouvez prendre jusqu'à 30g par jour. Par exemple, une seule banane moyenne a environ

30 grammes de crabes. Protéine peut seulement être consommée dans une quantité restreinte.

Au contraire, vous consommerez gras – et prendre note, beaucoup d'elle. L'idée est de faire de graisses la source d'énergie primaire du corps. Étant donné l'absence de glucides, les graisses sont traités par le foie et sont décomposés en acides gras et « Cétones ». Votre corps fonctionnera ensuite sur les cétones, au lieu de glucose. Le glucose est le sous-produit d'hydrates de carbone. Pour déterminer, si votre corps a atteint un état de cétose, vous pouvez effectuer des tests de sang ou d'urine pour vérifier la présence de cétones. Un exemple d'un kit maison utilisé par céto-personnes à la diète est le Ketostix, qui est disponible en vente libre.

Attendez, cela semble-t-il familier ?

Eh bien, vous mai ont confondu il avec le régime Atkins. Dans le régime Atkins, vous devrez également réaliser la cétose au début de la diète. Il s'agit de la première phase. Cependant, il exigerait seulement les personnes d'entrer dans un « État doux », mais permettrait encore plus de glucides par rapport au régime cétogène.

Le début de la diète cétogène-c'est en réalité médicale !

Bien que régime cétogène semble une diétothérapie relativement nouveaux comme le paléo et Atkins, il a effectivement été autour depuis presque un siècle. Le régime lui-même a été utilisé (et est toujours) pour traiter l'épilepsie. La présence de corps cétoniques dans le sang aide à supprimer des convulsions chez les personnes épileptiques. Notez que même les jeunes enfants ont été soumis au régime cétogène. En 1924, il a été conçu par le Dr Russel Wilder à la clinique Mayo. Cependant, malgré l'efficacité de la diète cétogène, il est devenu obsolète en raison de la hausse des médicaments anti-crise dans les années 1940.

Comment le régime cétogène favorise-t-il la perte de poids

Dr. Susan Kleiner, un Consultant Nutrition supérieure qui a travaillé avec des athlètes Olympiens de la NBA et la NFL mentionné que pour atteindre l'état de cétose, vous devez obtenir 90 % de votre apport calorique à partir de graisses. Les 10 % restant peut être dérivés de protéines et de glucides. Légumes peuvent être consommés avec modération. Alors, comment un faible à aucun régime de glucides peut favoriser la perte de poids ?

Assez ironique, votre corps perd du poids à cause de votre consommation de gras massive lorsque vous effectuez cette forme de thérapie de la diète. Quand votre corps est dans l'état de cétose, votre graisse du corps est utilisé comme votre principale source d'énergie. Par ailleurs, que vous diminuez votre consommation de glucides, vous apprenez à supprimer vos envies pour eux. Cela aide aussi dans le processus de perte de poids. Une autre raison pourquoi vous perdez du poids assez rapidement dans le régime cétogène est parce que votre poids de l'eau diminue aussi. Hydrates de carbone pèsent trois fois leur poids normal dans l'eau. Lorsque vous éliminez des hydrates de carbone dans votre système, vous obtenez également de perdre beaucoup de ces poids de l'eau. En outre, la teneur en matière grasse d'avocats, oeufs, fromage et les noix ont également tendance à écraser les fringales.

Chapitre 14 : Au-delà de la perte de poids : comprendre les avantages du régime cétogène

Alors, pourquoi sauter dans le train de régime cétogène ? Vous demandez peut-être pourquoi après toutes ces années, régime cétogène demeurait pertinente malgré tous les autres traitements régime existant à ce jour. La raison, la science et la santé. Les œuvres de façon cétogène sont soutenu par la Science et a été utilisé à des fins médicales depuis près d'un siècle. En fait, mis à part l'utilisation de cette thérapie pour aider les patients épileptiques, le régime cétogène est également étudié pour son potentiel en facilitant le patient atteint de cancer. Maintenant, nous allons regarder de plus près les différents avantages vous pouvez éventuellement obtenir avec régime cétogène.

Top 7 des avantages du régime cétogène

Avantage #01 : Il zappe votre faim. Au sérieux !

Un régime souvent conduit à rendre les gens à se sentir misérable car ils ont tendance à céder à leur faim. Il est parfaitement normal pour faire face à une faim intense après un régime intense. Cependant, avec un régime cétogène, la faible teneur en glucides à no-carb régime fonctionne réellement parce que le manque de glucides réduit naturellement l'appétit. Certaines études ont aussi découvert que lorsque les gens s'habituer à manger plus gras, ils ont tendance à manger une quantité beaucoup plus faible de calories. Le même concept apparaît également dans l'American Journal of Clinical Nutrition en 2007. Selon l'étude, l'un des grands avantages du régime cétogène est qu'il permet une réduction drastique dans la ration calorique qui, en retour, radicalement élimine la faim vorace

Avantage #02 : Les gens ont perdu du poids rapidement grâce à l'état de cétose.

Épuisement des glucides dans le corps est un des moyens meilleurs et efficaces pour perdre du poids. Il y a eu plusieurs études démontrant comment le régime faible en glucides tend à faciliter la perte de poids efficace et plus rapide qu'un régime faible en gras. En effet, perdre du poids par régime low-carb est 2 - 3 fois plus rapidement qu'avec une alimentation faible en gras. Lorsque vous vous débarrasser de la carb, vous tendez également à éliminer l'eau excédentaire. Lorsque vous éliminez des hydrates de carbone, vous diminuez automatiquement les niveaux d'insuline et le rein commence à éliminer le sodium excessif qui ajoute du poids du corps. Perte de poids peut être vu dans dès la première semaine de l'état de cétose.

Avantage #03 : Vous perdez la graisse abdominale rapide

Une grande partie de la graisse dans l'organisme est stockée dans la cavité abdominale et c'est ce qu'on appelle la graisse viscérale. Cette graisse viscérale a aussi tendance à porter sur les organes et la circulation sanguine. Pire, elle provoque l'insulino-résistance, l'inflammation et le dysfonctionnement métabolique même qui entraîne la prise de poids. Avec une diète faible en glucides, les graisses viscérales sont perdues. Cela permet également de réduire les risques de développer un diabète de Type 2 et les problèmes cardiaques.

Avantage #04 : Les triglycérides au revoir et Bonjour HDL

Lorsque votre médecin vous a prescrit que votre taux de triglycérides tend à pic vers le haut, cela signifie que vous avez un niveau élevé de molécules de graisse dans votre circulation sanguine. Cela augmente aussi vos risques de maladie cardiaque. Ces molécules graisseuses ont tendance à augmenter lorsque vous consommez trop de glucides, particulièrement de fructose. Le régime cétogène est efficace pour réduire le niveau de triglycérides et donc garde ton cœur contre les risques de développer des troubles.

HDL, en revanche, est également dénommé le bon type de cholestérol. Pour maintenir votre niveau de HDL et le LDL (mauvais cholestérol) en bas, les changements alimentaires sont essentiels. HDL pousse principalement le cholestérol loin de votre corps en les envoyant vers le foie où ils sont transformés ou excrétés par le système. Des niveaux élevés de HDL sont synonymes pour améliorer la santé cardiaque.

Avantage #05 : Il abaisse vers le bas niveau de l'insuline et de sucre dans le sang

Les diabétiques souffrent fortement la glycémie provoquée par l'excessive des sucres simples qui pénètrent dans la circulation sanguine. Lorsque la concentration sanguine augmente, le niveau d'insuline augmente également. Les personnes ayant un taux normal de sucre dans le sang, leur corps est plus réactif lorsque l'insuline commence à normaliser il à nouveau. Toutefois, pour les personnes atteintes de diabète, ils ont tendance à devenir insulino-résistant. Cela signifie que le taux de glycémie ne répond pas à l'augmentation du niveau d'insuline. Cela pourrait nuire à l'organisme à long terme. La meilleure façon de réduire le niveau de sucre dans le sang est en réduisant drastiquement la consommation de glucides. C'est possible avec la diète cétogène. Chercheur de renommée cétogène et professeur de médecine Dr Eric Westman a traité plusieurs diabétiques avec l'approche cétogène. Cadre de son processus de traitement est de réduire la dose d'insuline en autant que de 50 % le jour 01. Dans une de ses études, environ 95 % des diabétiques type 2 participent à son étude a réussi à réduire ou à éliminer complètement l'utilisation de leur médicament hypoglycémiant en seulement 6 mois.

Avantage #06 : Faible teneur en glucides, à no-carb diète est le meilleur traitement connu au combat syndrome métabolique

Le syndrome métabolique se réfère à l'état de santé qui englobe d'autres maladies telles que la tension artérielle élevée ou d'hypertension, de faibles niveaux GDL, haut niveau de triglycérides, obésité abdominale, élève le niveau BF et le diabète. Tout cela peut être améliorée en mangeant une diète faible en glucides.

Avantage #07 : Régime Low-carb est utilisable comme une forme de thérapie pour les maladies du cerveau

Il n'est pas tout à propos de métabolisme après tout. Une grande partie du cerveau peut également graver des cétones – en dehors de la glycémie. Cela se produit quand une personne prend trop peu de glucides ou durant le jeûne. C'est pourquoi Ketogenic est utilisé pour traiter l'épilepsie, en particulier pour les personnes qui ne répondent pas bien aux médicaments anti-crise. Dans une étude, plus de la moitié des enfants impliqués dans les recherches qui ont reçu le régime cétogène a subi une diminution massive saisies. Environ 16 % de ces enfants a également réussi à devenir exempte de saisie. À l'heure actuelle, la diète cétogène est également servir à étudier ses effets sur la maladie de Parkinson et la maladie d'Alzheimer.

Bon, vous connaissez le principe Ketogenic et ses bienfaits pour la santé énorme. Alors, quel est le prochain ? Apprenez à connaître les aliments que vous devez manger et vous devez supprimer de votre liste d'épicerie. Dirigez-vous vers la page suivante et être informé.

Chapitre 15 : La Keto Diet - ce qu'il faut manger et ce qu'il faut le fossé

La clé d'un régime cétogène réussie est d'être capable de maîtriser ce que vous pouvez manger et ce que vous devez dire « au revoir » à. Indépendamment des limitations de l'apport en glucides, vous devez automatiquement se débarrasser des aliments tout préparés et tout aliment contenant des colorants, conservateurs et arômes artificiels. Ce qu'il faut comprendre aussi, c'est que le régime cétogène est non seulement de perdre du poids, mais aussi adopter un style de vie meilleur et tellement plus sain à long terme.

Vous pouvez manger librement et modérément les aliments

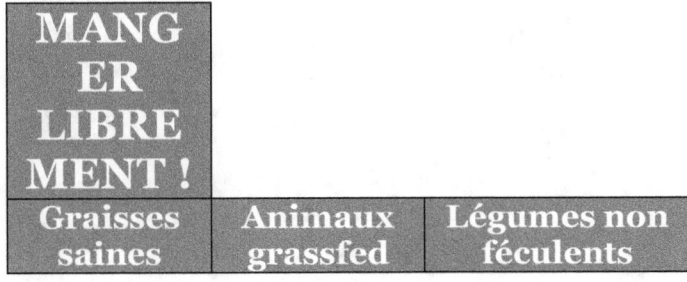

MANG ER LIBRE MENT !		
Graisses saines	Animaux grassfed	Légumes non féculents

• • Mono insat urés (mac adam ia, huile d'oliv e, avoca t) • • Satur é (grais se d'oie, graiss e de canar d, beurr e, huile de COP RA, saind oux, beurr e clarifi é) • • Polyi nsatu rés omég a 3	• Abats (abats comm e le foie et l'intes tin bovin d'herb e • embo uche la viand e (boeuf , chèvr e, chevr euil et agnea u), • les poisso ns sauva ges & fruits de mer • au pâtur age porc et volail le, œufs	• céleri, concombr e, courges d'été asperges, pousses de bambou • légumes verts à feuilles (Bette à carde, laitue, chicorée, bok choy, épinards, bette à carde, ciboulette) • les légumes crucifères comme le chou frisé, chou- rave, radis

(fruits de mer et les poissons gras)	au pâturage, ghee, gélatine et beurre	
MANGER AVEC MODÉRATION !		
Champignons, fruits et légumes	Sources animales grain-fed plus riche en matière grasse laitière	Condiments
• certains légumes crucifères (cho	• boeuf, volaille, oeufs • produits	• les édulcorants artificiels • produits de tomates

u chou-fleur, blanc et vert, choux de Bruxelles, chou rouge, brocoli, fenouil, navet) • légumes de mer de châtaignes d'eau, pois sugar snap, gombo, germes de soja,	laitiers (yogourt nature riche en matière grasse, du fromage cottage, crème, crème sure, fromage) — Notez que les produits étiquetés « faible en gras habituelle	comme le ketchup et pâte • épaississants tels que la gomme xanthane et poudre d'Arrow-root • cacao, poudre de cacao et la poudre de caroube, chocolat noir • Méfiez-vous des gommes à mâcher sans sucre et des bonbons à la menthe - certains d'entre eux ont des glucides

haricots jaunes, globe ou artichauts Français, • poivrons aubergines, tomates, • certains légumes-racines • noix de coco, rhubarbe olives	ment regorgent d'amidon et de sucre • bacon, mais sans beaucoup de conservateurs ou nitrates	

Noix et graines	Aliments contenant des hydrates de carbone moyens	Produits de soja fermenté
• noix de macadamia • chanvre graines de noix de pécan, lin, amandes, noix, noisettes, graines de sésame, noix de pin, graines de citrouille, graines de tournesol, • noix du Brésil qui sont faibles en séléniumseleni um	• les légumes-racines (céleri-rave, carotte, betterave rouge, • panais et sweet potato) • pistaches et noix de cajou, châtaignes • melon d'eau, melons Honeydew, cantaloup et Galia	• Si mangé, seulement non OGM et fermentés produits de soja (Natto, Tempeh, sauce de soja ou acides aminés paléo-environnement de noix de coco) • Edamame (fèves de soja vert), soja noir - non transformés

DRAPEAU ROUGE ALERTE !
Meilleurs aliments à éviter

Maintenant, que vous avez une idée sur quels aliments vous pouvez manger, c'est aussi tout aussi

1. **tous les grains** – y compris ceux considérés comme « tout » le repas ou des bons glucides. Il s'agit d'avoine, orge, riz, orge, blé, boulgour, amarante et grains germés. Pommes de terre blanches et quinoa devraient également être évités. Nourriture qui est fabriqué à partir de céréales devrait également être complètement évitée (par exemple pizza, biscuits, pâtes et pain). Sucres et autres formes de bonbons font également partie de la liste à-fossé. Dites adieu aux crèmes glacées, crèmes-desserts, boissons, sucre de table et sirops.

2. **matières grasses raffinées.** – Bien que la clé pour réaliser la cétose est de consommer beaucoup de gras, les aboutissants raffinés sont automatiquement pas inclus. À titre d'exemples est les pépins de raisin, trans, coton, huile de canola, tournesol, maïs et soja.

3. **transformés** – ceux-ci couvrent tous les aliments contenant des MSG comme les produits alimentaires de whey protéine. Carraghénane, gluten de blé et sulfites devraient également être évitées.

4. **usine d'élevage de poisson et du porc.** – Ces produits contiennent n niveaux élevés d'acides gras oméga 6, qui sont très inflammatoires. Les poissons qui sont cultivée en usine sont également riches en PCB.

5. **édulcorants.** – Ces édulcorants qui contiennent le sucralose, aspartame et saccharine s'enflammer les fringales.

6. **le lait (à l'exception du lait cru et riche en matière grasse).** – Ces produits laitiers ne contiennent pas plus de bonnes bactéries, mais peuvent avoir certaines hormones selon la source. En outre, le lait a tendance à être plus difficile à digérer. Pour un régime cétogène, seulement une petite quantité de lait riche en matière grasse peut être prise.

7. **tropicales fruits.** – Les fruits comme les ananas, papaye et la mangue sont considérés comme des fruits riches en glucides. Éviter les raisins et les mandarines, trop. Bien que les jus de fruits frais sont riche en vitamines et minéraux, vous devrez éviter également car il contient une énorme quantité d'eau sucrée. Quelques dates séchées et les raisins secs peuvent être consommés.

8. **les aliments qui sont étiquetés « zéro calorie », « faible teneur en gras » ou « low carb »** – un bon exemple de ceci est les boissons gazeuses diète et les boissons. Ces boissons contiennent des édulcorants artificiels et peuvent encore être riches en hydrates de carbone.

9. **Sweet boissons alcoolisées** comme bière aromatisée, vin doux, etc. des cocktails aussi doit être évitée à tous les temps. Ce n'est pas négociable.

10. **soja**, les **produits** basés sur le **gluten** de blé, et les produits emballés doublé inBPA conteneurs ne sont pas bons pour la santé et il sont recommandés d'être ignorées si vous suivez le régime cétogène.

Une vérification rapide sur les règles de la boisson

Savoir quoi manger est une chose, et sachant ce qu'il faut boire en est une autre. L'eau, comme prévu, peut être prise à tout moment. On peut même boire café noir ou café au lait de coco ou crème librement. Aussi, il n'y a aucune restriction en prenant des thés noirs ou à base de plantes. En revanche, vin rouge/blanc sec peut seulement prendre une petite quantité. Vous pouvez le prendre seulement lorsque vous êtes déjà « maintien » de votre poids de l'idée. Toutefois, si vous êtes encore en train de promouvoir la perte de poids, il est préférable d'éviter ces vins complètement. Vous devez également éviter les jus de fruits, sodas, lait de soja, lait, vin, bière aromatisée, cocktails complètement.

La question est maintenant – comment vous assurer que vous mangez seulement une quantité minimale de glucides pour atteindre le stade de la cétose ? Eh bien, vous devez également équipé avec la connaissance de la teneur en glucides des aliments courants. Temps de retourner la page maintenant !

Chapitre 16 : Connaissance des glucides nets pour les débutants

Si vous êtes nouveau sur le régime cétogène, vous pouvez vous-même vous familiariser avec les glucides nets dans chaque type d'aliments que vous consommez normalement. Il peut certainement être un peu difficile de mémoriser tout cela, mais vous aurez le coup de lui dès que vous commencez à devenir plus conscients de ce que vous mangez.

NET glucides des légumes

Source de nourriture	Taille de portion	NET glucides en grammes
asperges	150 g	2.7
pak-choï, tranché	1 tasse	0.8
brocoli, haché	150 g	6.1
chou (rouge)	150 g	7.9
chou (blanc)	150 g	5
chou-fleur	150 g	4.5
tige de céleri	3 moyennes	1.6

feuilles de chou vert, tranché	1 tasse	0.8
concombre	150 g	2.2
aubergine (aubergine)	150 g	3.5
ail	1 clou de girofle	0.9
haricots verts	150 g	6.4
chou frisé (bouclé)	150 g	5.4
chou (feuille noir italien)	150 g	2.1
laitue (en tranches, moyenne)	1 tasse	0.5
champignons, bruns	150 g	5.6
champignons, blancs	150 g	3.4
oignon blanc (tranché)	1/4 tasse	2.2

poivrons (vert)	1 pièce-120 g	3.5
poivrons (rouge)	1 pièce-120 g	4.7
courgettes (zucchini)	150 g	3.2
Bette à carde, tranché	1 tasse	0.8
tomates, hachées	1 tasse	4.8
potiron (citrouille)	150 g	9

Glucides nets des produits d'origine animale

Source de nourriture	Taille de portion	NET glucides en grammes
Beurre	1 c. à soupe	0
Fromage (dur)	30 g	0.4
crème (riche en matière grasse)	1/4 tasse	1.6

fromage à la crème (riche en matière grasse)	1/4 tasse	1.6
Oeufs	1 pièce (grand)	0.7
viandes et poissons	150 g	0
abats, foie (moyenne)	150 g	3
crevettes roses (cuites)	150 g	1.4

Glucides nets de noix et graines

Source de nourriture	Taille de portion	NET glucides en grammes
Amandes	30 g	2.7
noix de cajou	30 g	7.6
graines de clerbois	1 c. à soupe	0.4
noisettes	30 g	2

noix de macadamia	30 g	1.5
Noix de pécan	30 g	1.2
pistaches	30 g	4.9
graines de citrouille	30 g	1.3
graines de tournesol	30 g	3.2
Tahini	1 c. à soupe	1.8
Noix de Grenoble	30 g	2

Glucides nets de fruits

Source de nourriture	Taille de portion	NET glucides en grammes
Avocat	1 morceau de 200 g	3.7
mûres	1/2 tasse	3.1
bleuets	1/2 tasse	8.9
framboises	1/2 tasse	3.3
fraises	1/2 tasse	4,7

Net de glucides de Condiments et accompagnements

Source de nourriture	Taille de portion	NET glucides en grammes
farine d'amande	1/4 tasse	2.2
lait d'amande (sans sucre)	1/4 tasse	0.3
vinaigre de cidre de pomme	1 c. à soupe	0.1
acides aminés de noix de coco	1 c. à soupe	1
farine de noix de coco	1/4 tasse	3.2
lait de coco	1/4 tasse	1.6
lait de coco (crème)	1/4 tasse	2.7

chocolat noir (85 %)	30 g	5.7
Érythritol	1 c. à soupe	0.5
farine de lin	1/4 tasse	0.6
Moutarde	1 c. à soupe	0.7
Olives	30 g	0.2
Psillium hush poudre	1/4 tasse	1.4
choucroute	1/4 tasse	0.5
Spiritueux	1 jigger	0
Stevia (gouttes)	¼ c. à thé	< 0.1
purée de tomates	1 c. à soupe	5.7
vin (rouge, sec)	1 verre	6
vin (blanc sec)	1 verre	6

Joten nyt sinulla on käsitys siitä, kuinka paljon hiilihydraatteja jokaisen ruokaa on, voit suunnitella ateriasuunnitelma. Auttaa sinua sen kanssa, voit tarkistaa myöhemmissä luvuissa jossa ketoainepitoista reseptit ovat esillä ja ohjausta. Valmis ottamaan ratkaisevan askeleen? Aamiainen reseptit ovat vain yksi flip sivun päässä! Nauti!

Luku 17 mahtava aamiainen ketoainepitoista ideoita

Ketogeneic smoothie ylikuormitus

Resepti #01: maapähkinävoi Smoothie

Saada teidän 1 kauha suklaa-maustettu heravalkuaisjauhe, 2 rkl vähähiilihydraattinen maapähkinävoita, 1/3 kuppi raskas kerma ja kupillinen vettä. Sulautuvat yhteen 20 sekuntia. Nauti tätä namia hoitoon vain 5 grammaa net carb aamulla.

Resepti #2: Kotitekoisia Keto Frappucino

Kahvin ystäville tämä on sinulle. Sekoita kupillinen kylmää kahvia 1 tl vanilja otteen, 1/3 cup raskas kerma. Jos haluat tehdä vähän makeampaa, lisää pari rkl sokeriväri siirappi-on sokeriton. Aloita päiväsi tämä ketoainepitoista cup-of-joe vain 5 grammaa ja carb.

Resepti #3: Mansikka plus Sage virkistävä Smoothie

Lisää 1 kuppi makeuttamaton kookosmaitoa, 2 rkl kermaa, 1 sage lehtiä ja 5 pk-orgaaninen mansikka tehosekoittimessa. Sekoita yhteen 20 sekuntia. Lisää ruokalusikallinen sokeria vapaa vanilja maun mukaan. Ei kaivata jotta murheissaan jokseenkin hiilihydraattien määrän kuin tämä vain 5 net hiilihydraatteja yhteensä.

Resepti #4 piparminttu ja pinaatti combo

Tässä on toinen virkistävä smoothie resepti vain 5 net hiilihydraatteja. Sekoitus cup pf manteli tai cashew maito (makeuttamaton), 1 kauha choco maustettu heravalkuaisjauhe, kourallinen baby pinaatti ja ¼ tl minttu ote. Älä unohda sisältää 4 kpl jääpaloja. Sekoita pois!

Resepti #5: Kermainen Coconut mansikka Smoothie

Sekoita 1 kuppi makeuttamaton kookosmaitoa, 5 kappaletta suuri orgaanisen pakastemansikoista, 4 rkl kermaa ja lopuksi 2 rkl sokeria vapaa siirappi, valinta (esim. vanilja, manteli, jne). Päiväsi voit aloittaa Tämä 5 net carb juoma!

Resepti #6: Muna ja kerma Smoothie

Tämä herkullinen smoothie vain 3 grammaa net carb yrittää valmistaa 2 isoa raakaa munaa. ¼ kuppi raskas kerma, 2 rkl tuorejuustoa, 3 jään kuutiot ja 1 rkl sokeria vapaa siirappi. Sekoita kaikki ainekset:. Juo välittömästi ja nauti!

Resepti # 7: Helppoa kermainen mansikka Smoothie

Sekoita 3 rkl kermaa, 5 orgaaninen mansikoita, 1 rkl sokeria vapaa vanilja tai manteli siirappi. Tämä 3-ainesosa ketoainepitoista breakfast on vain 5 net hiilihydraatteja.

Resepti #8: Suolattu Carmel ja Cashew kermainen Smoothie

Yay ! Une boisson qui n'a que 1 carb net. Mélange 1 tasse lait de noix de cajou/amande, lait de noix de cajou 1 tasse, 1-2 cuillères à soupe de sirop au caramel salé (Assurez-vous qu'il est sans sucre) et 5 cubes de glace. Ajouter une pincée d'épices de la tarte à la citrouille pour un petit coup de chaleur. Servir immédiatement.

Recette #9 : Smoothie Choco-Orange

Envie d'orange ? Essayez cette recette et consommer des glucides nets seulement 5. Mélanger à 1 tasse de lait de noix de cajou, 1 cuillère de poudre de protéine de lactosérum saveur choco, une poignée d'épinards, 3 glaçons et 1/8 cuillère à café d'extrait d'orange !

Recette #10 : DD d'inspiration noisette café Coolatta

Mélanger une tasse froide café, 1/3 tasse de crème épaisse, 1-2 c. à soupe sirop de sucre et 5 environ 6 glaçons. Terminez avec la crème fouettée faible teneur en glucides. Cette boisson a seulement 5 glucides nets.

Petit déjeuner pour les Champs cétogène

Recette # 11 : Keto céréales

Ingrédients :

- beurre de graine de tournesol 1/2 tasse
- 1/4 tasse coeurs de chanvre
- 1 tasse râpé sans sucre noix de coco
- 1/4 tasse de lait de coco
- 1-2 c. à soupe cacao poudre

- ¼ c. à thé sel
- ½ tasse clerbois de graines
- 1/4 tasse sans sucre du sirop d'érable
- 1/4 tasse eau

Étape :

1. pour faire le beurre du soleil, placez les graines de tournesol dans un robot culinaire et processus loin pendant quelques secondes. Ajouter les coeurs de chanvre, noix de coco râpée, poudre de cacao, un peu de sel et processus pendant qu'un autre de 3 secondes.

2. ajouter le processus et l'eau de clerbois, graines, noix de coco lait, sirop (ou stevia), pendant environ 7-8 secondes. Laisser ce reposer pendant environ 15 minutes.

3. entre-temps, Préchauffer le four à 275 F. Divisez le mélange en deux. Chaque moitié remplira un plateau. Même le mélange. Assurez-vous que vous garnir la plaque de papier sulfurisé pour éviter de coller. La pâte doit être environ ¼ cm-pense. Vous pouvez choisir d'utiliser un rouleau à pâtisserie avant de placer la pâte dans la barre d'État.

4. cuire au four pendant 15 minutes. Une fois cool, coupez-la en un petit carré.

5. Servez avec riche en matière grasse yogourt ou de lait de coco et de haut au large avec des baies.

Recette # 12 : Facile et Breezy 5-ingrédient Cookie

Ingrédients :

• 1 ¼ tasse beurre de soleil sans sucre

• 1 gros œuf

• Dévier ⅓ tasse

• 1 c. à thé bicarbonate de soude)

• 2-3 c. à thé vanille poudre

Étapes à suivre :

• Préchauffer le four à 320F. Mélanger tous les ingrédients :. Assurez-vous qu'ils sont bien combinés.

• À l'aide de votre main, créer quelques petites boules de pâte à biscuits. Placez-les sur un plat de cuisson antiadhésif.

• Cuire au four pendant 12 minutes. Une fois sorti du four, laisser reposer pendant 30 minutes pour refroidir. Profitez. Cette recette donne 10 biscuits.

Recette n ° 13 : Egg Muffin dans une recette de coupe

Ingrédients ::

• Gros oeufs (environ 6 pièces)

Turquie • rasé (sans nitrate, environ 6 tranches)

• Poivrons rouges (3 cuillères à soupe)

• Lumière de fromage mozzarella

• 1/3 tasse d'épinards

• 2 cuillères à soupe oignons finement hachés

• Le sel & poivre au goût

Étapes à suivre :

1. huiler la tin/plaque de muffins avec un spray d'huile d'olive

2. faire passer les tranches de dinde sur les muffins pour créer une grande tasse

3. casser les oeufs et ajoutez-les sur la coupe de Turquie

4. mettre les oignons, poivrons, épinards et fromage

5. Ajouter une pincée de sel et de poivre, 1 morceau de feuille de base

6. cuire au four pendant 10-15 minutes dans le four

Recette #14 : Tomates séchées au soleil et les boules pistache fromage

Ingrédients ::

• 1 paquet de 4oz de fromage de chèvre aux tomates séchées

• 1/2 tasse pistaches décortiquées hors

• Sel et poivre au goût

Étapes à suivre :

• Coupez votre chèvre fromage en 7 tranches. Forme des boules avec votre hand.s

• Concasser les pistaches et ajouter un peu de sel.

• Rouler vos boules de fromage à vos pistaches pour les couvrir complètement. Profitez !

• Profitez !

Recette # 15 : Les œufs brouillés cétogène

Ingrédients :

- 3 gros œufs
- 1 cuillère à soupe de beurre non salé
- Gros sel et poivre du moulin

Étapes à suivre :

- Utiliser une fourchette pour battre les trois oeufs dans un bol.
- Faire fondre le beurre dans la poêle antiadhésive moyenne à feu doux. Versez les oeufs.
- À l'aide d'une spatule souple résistant à la chaleur, doucement tirer les oeufs au centre de la casserole et laisser les parties liquides épuiser dans le périmètre. Cuisiner, se déplaçant sans cesse oeufs à l'aide de la spatule, jusqu'à ce que les œufs soient pris, 1 1/2 à 3 minutes.
- Ajouter une pincée de poivre fraîchement moulu et sel. Profitez !

Recette #16 : Cétogène Monte Cristo "sandwich"

Ingrédients :

• 6 céto crèmes crêpes de fromage

• 4 tranches jambon

• 4 tranches de Turquie

• 2 tasses de fromage suisse râpé

• Faible teneur en glucides / sans sucre sirop

Étapes à suivre :

Monter le sandwich en empilement de la crêpe, jambon, fromage, une autre crêpe, la Turquie, une autre crêpe. Arroser avec le sirop avant de servir. Profitez !

Recette #17 : fromage à la crème avec le beurre de potiron crêpes

Ingrédients : pour le beurre de citrouille

• 1/2 c. à soupe 100 % potiron

• 3 cuillères à soupe non salé beurre

• 1/16 c. à thé stevia dans le raw

Ingrédients : pour la crêpe

• 2oz fromage à la crème

- 2 c. à soupe farine de noix de coco
- 2 œufs
- Une pincée d'épices de la tarte à la citrouille

1. faire le beurre de citrouille en mélangeant le beurre et la citrouille. Micro-ondes pendant au moins 10 secondes d'intervalle. Ajouter la stévia.

2. créer les crêpes. Mélanger le reste des ingrédients : jusqu'à consistance lisse.

3. faites cuire la crêpe sur une poêle anti-adhésive graissée avec du beurre non salé. Cuire de chaque côté pendant environ 30 secondes ou jusqu'à ce que légèrement brun.

4. Servez avec du beurre de citrouille. Profitez !

Recette #18 : Trail Mix céréales cétogène

Ingrédients :

- 1/2 tasse céto céréales
- 1 grande fraise bio
- Noix de coco râpée

• 8 morceaux torréfaction foncée de cacao chocolat amandes

• Sans sucre lait de coco et aux amandes

Étapes à suivre :

1. Préchauffer le four à 350 degrés. Placer les noix de coco râpée sur un plat graissé. Cuire au four pendant 5 minutes.

2. mélanger les flocons autour pour cuire uniformément.

3. Retirer les flocons.

4. Saupoudrer légèrement de cannelle.

5. placer dans un bol ou une tasse. Ajouter le lait de coco-amande, fraise, amandes grillées. Profitez.

Recette #19 : crêpes de fromage à la crème

Ingrédients ::

• 2 oz fromage à la crème

• 1 cuillère à soupe farine de noix de coco

• 2 gros oeufs

• une demi-cuillerée à thé Cannelle

• 1/2 à 1 sachet de Stevia

Étapes à suivre :

1. mélanger tous les ingrédients : jusqu'à ce que vous obteniez une pâte lisse.

2. chauffer une poêle antiadhésive avec le beurre non salé à feu moyen. Vous pouvez également utiliser l'huile de coco.

3. verser la pâte dans le moule. Cuire pendant environ 40 secondes de chaque côté.

4. garnir de sirop d'érable sans sucre. Vous pouvez ajouter 1 cuillère à café de beurre, trop.

Recette #20 : Bacon Weave

C'est parfait pour le petit déjeuner, déjeuner ou dîner ! Vous aurez besoin de beaucoup de bacon ici.

Étapes à suivre :

1. Préchauffer le four à 400F. Prendre un paquet de bacon et couper les bandes en croix.

2. Graisser un moule de cuisson. Tisser des bandes de lard. La taille dépend de votre préférence. Cuire à 400 degrés pendant 20 minutes.

3. à l'aide d'une spatule, enlever le tissé de bacon. Pat les bas un peu bol de papier et laissez pour cuire pendant 5-10 minutes.

4. vous pouvez maintenant créer quelque chose en utilisant votre tissé de bacon.

Chapitre 18 : Délicieux déjeuner cétogène idées

Hachage de chou-fleur assaisonnées Cajun recette #21

Ingrédients :

- 2 cuillers à soupe d'huile d'olive et le ghee
- 1lb à la vapeur et hachés de chou-fleur
- 1/2 oignon
- 2 cuillers à soupe hachées ail
- 1 cuiller à thé assaisonnement cajun
- 1/2 poivron
- 8oz rasé pastrami rouge

Étapes à suivre :

1. sautez ' vos oignons hachés dans le ghee ou l'huile d'olive pendant 5 minutes à feu moyen. Puis ajouter l'ail et faire sauter pendant plus deux minutes.

2. ajouter le chou-fleur cuit à la vapeur et émincé et ajoutez-le dans la poêle et cuire pendant environ 10 minutes jusqu'à ce qu'il soit légèrement doré. Ajouter l'assaisonnement cajun. Bien mélanger.

3. ajouter les poivrons verts et pastrami haché.

4. mélanger et cuire encore 5 minutes.
Transvider dans un bol. Couronner un oeuf
ensoleillé-côté-vers le haut et saupoudrer avec
plus d'assaisonnement cajun.

Recette #22 : "Sandwich" rôti de boeuf

Ingrédients :

• 4oz de rôti de boeuf

• laitue

• moutarde

• Fromage Gouda

Étape :

Assembler le "sandwich". Vous pouvez ajouter
quelques gouttes de stevia ou de sirop sans
sucre ajouté goût.

Recette #23 : Beurre génial Burgers

Ingrédients :

• 1 lb 80 % du boeuf haché

• 1 cuillère à soupe hachée ail

• 1lb motif poitrine

• 1 cuillère à soupe saindoux ou ghee

• 1/2 bâton de beurre coupé en 8 tranches

• 1 cuillère à soupe d'assaisonnement

• 2 cuillers à soupe de mayonnaise ordinaire
(fait maison ou acheté en magasin)

• 1 gros oignon jaune

Étapes à suivre :

1. Mélangez le boeuf et la poitrine dans un bol.
Ajoutez l'ail, plaine mayo, arôme de votre choix
et mélangez bien. Formez 8 boulettes avec les
mains.

2. créer de petites poches et remplissez-les avec
du beurre et couvrir à nouveau.

3. Ajouter 2 cuillères à soupe de ghee dans une
casserole. Ajouter vos galettes à votre poêle sur
feu moyen-doux. Faites cuire de chaque côté
pendant environ 10 minutes.

4. vider dans des oignons hachés pendant la
cuisson des galettes.

5. napper vos galettes au fromage et laissez-les
fondre. Vous pouvez également ajouter de
mayo sur le dessus.

Recette #24 : Cétogène Mascarpon
brocoli sans Grain Pizza

Ingrédients :

- 1 cuillère à soupe d'ail huile d'olive

- 1/3 tasse cuit à la vapeur et haché brocoli
- 1 tasse pizza fromage râpé
- 1/4 tasse de fromage mascarpone
- 1 tasse fromage mozzarella râpé
- 1 cuillère à soupe de crème épaisse
- 1 cuiller à thé haché ail
- 2 cuillers à soupe ghee
- 1/8 c. à thé citron poivre en assaisonnement
- 2 pincées de sel

Fromage asiago • émincé au goût

Étapes à suivre :

1. ajouter l'huile d'olive dans une poêle sur feu moyen. Ensuite, ajoutez le mélange de fromage pizza afin de former un cercle.

2. vider la mozzarella sur le dessus lors de la création d'un cercle. Faire cuire pendant 4 minutes jusqu'à ce qu'ils créent une croûte. Glisser la croûte et laisser refroidir.

3. ajouter la crème épaisse, ail, citron, saindoux ou ghee et fromage dans la poêle chaude. Cuire pendant 5 minutes. Placer la moitié de ce mélange sur la croûte.

4. ajouter le brocoli dans le mélange restant et les faire cuire pendant 1 minutes.

5. ajouter ce mélange à la pizza. Garnir de fromage asiago.

Recette #25 : Zoodle salade et lard Bleu

Ingrédients :

• 1/3 tasse épaisse bleu fromage

• 4 tasses de nouilles courgettes

• 1 tasse d'épinards frais

• 1/3 tasse bleu fromage émietté

• 1/2 tasse émietté bacon

Étapes à suivre :

Faire blanchir les nouilles courgettes et les épinards. Haut esprit émietté bacon. Mélanger le fromage bleu émietté et épaisse de fromage bleu. Profitez !

Recette #26 : Fraise sucrée et piquante Zoodle balsamique

Ingrédients : pour la salade :

• 1 tasse nouilles courgettes

• 1piece grande fraise

• 1 cuillère à soupe au fromage de chèvre aux fines herbes

• 1 cuillère à soupe pistaches

Ingrédients : pour la vinaigrette :

• 4 fraises

• 2 cuillers à soupe avocat huile

• le vinaigre balsamique de qualité 2 c. à soupe

• 1/2 c. à thé haché ail

• Sel et poivre au goût

Étapes à suivre :

1. mélanger les ingrédients de la salade : ensemble dans un bol.

2. mélanger la vinaigrette ingrédients : ensemble jusqu'à crémeux en cohérence.

3. mélanger la vinaigrette à la salade. Profitez.

Recette #27 : Salade Cobb

Ingrédients : pour la salade :

- 100 grammes de jambon

- 30 grammes de fromage bleu

- 30 grammes de fromage bleu

tomates cerises • 4

- 2 oeufs durs

- 2 tasses de laitue romaine hachée grossièrement

- ½ avocat coupé en dés

- 2 tranches de bacon de dinde

Ingrédients : pour la vinaigrette :

- 1 c. à soupe d'huile d'olive

- 1 cuillère à café de jus de citron

- 1 cuillère à soupe de vinaigre de cidre de pomme

- 1 cuillère à café de moutarde de Dijon

- Sel et poivre au goût

1. faites cuire le jambon dans une poêle vaporisée d'huile. Couper l'oeuf. Mettez-les dans un bol aux côtés de tous les autres ingrédients : de la salade.

2. Mélangez tous les ingrédients : pour la salade. Ajouter en fouettant bien. Ajouter sel et poivre au goût.

3. mélanger tous les ingrédients :. Profitez.

Recette #28 : Salade de poulet tendre Peri-Peri

Ingrédients ::

• 2 tasses de bébés épinards

• Avocat

• Poitrine de poulet

• Low Sodium Bacon (1 pièce)

• 1 cuillère à soupe Sauce Peri Peri

1. cuire le morceau de lard dans une poêle jusqu'à ce qu'il soit croustillant. Préparer les poitrines de poulet. Couper en petites tranches de bouchées. Faire cuire le poulet dans la graisse de bacon restant dans la poêle pendant 6 minutes.

2. Coupez l'avocat, hacher le bacon et déchirer les épinards. Placez-les dans un grand bol.

3. ajouter le poulet et la sauce Peri Peri.

Recette #29 : Gingembre Bee

biftecks de surlonge • 4 oz, coupés en lanières

• 1 petit oignon, coupé en dés

• 1 gousse d'ail hachée

• 2 petites tomates coupées en dés

• 1 cuillère à thé gingembre moulu

• 4 cuillères à soupe vinaigre de cidre

• 1 cuillère à soupe d'huile d'Olive

1. faire revenir le steak dans une poêle. Puis ajoutez l'oignon, l'ail et les tomates quand le steak est saisi de tous les côtés.

2. dans un bol, mélanger le gingembre et le vinaigre. Ajouter sel et poivre au goût. Versez le mélange dans la poêle, en remuant pour combiner.

3. couvrir la poêle, baisser le feu à faible. Let est mijoter sous le liquide s'évapore.

Recette #30 : Fraise balsamique cétogène Zoodle salade

Ingrédients : pour la salade :

• 1 tasse nouilles courgettes

• 1 tranché de fraise

• 1 cuillère à soupe du fromage de chèvre aux fines herbes qui est désagrégé

• 1 cuillère à soupe pistaches

Ingrédients : pour la vinaigrette :

• 4 fraises

• le vinaigre balsamique de qualité 2 c. à soupe

• 2 cuillers à soupe avocat huile

• 1/2 c. à thé haché ail

• 1/8 c. à thé sel

• 1/8 c. à thé fraîchement fissuré poivre

Étapes à suivre :

1. mélanger les ingrédients de la salade : ensemble dans un bol.

2. fouetter la vinaigrette ingrédients : ensemble jusqu'à crémeux en cohérence.

3. mélanger la vinaigrette à la salade. Profitez.

Croûte à Pizza Recette # 31:100 % Cheddar

Ingrédients ::

• 1lb boeuf nourri à l'herbe au sol

• 2 bœuf non polymérisée biologique Hot-Dog

• 1,5 tasses 4-fromage médian mélange

- 1 cuillère à soupe organique mille island dressing

- 1,5 tasses de cheddar râpé

- 1/4 c. à soupe paprika

- 1/4 c. à thé sel de mer

- 1/4 c. à thé de poivre noir moulu

- 1/4 c. à thé poudre d'ail

- 1 tasse haché romaine

- 2 cuillers à soupe jaune oignons

- 1/4 cuillère à café Old Bay

- 2 cuillers à soupe de cornichons à l'aneth

- 1/2 tasse d'Amérique de fromage râpé

- Moutarde de Dijon au goût

Étapes à suivre :

1. feu moyen dans une poêle moyenne vitrée avec huile d'olive, ajouter 1 tasse fromage mélange uniformément au cours de la poêle dans un cercle, puis sur le haut de la page, 1 tasse râpé cheddar. Même eux à l'aide d'une spatule. Cela cuire pendant 5 minutes et les

soulever les bords pour enlever la croûte du fromage. Mettre de côté et laissez pour cuire.

2. ajouter quelques cuillères à soupe de vinaigrette île de mille dans la croûte.

3. entre-temps, faire cuire les hamburgers jusqu'à ce qu'il a Bruni. Ajouter les assaisonnements et les 2 cuillères à soupe d'eau. Mélanger et laisser pour mijoter sur feu doux. Ajouter les hot-dogs hachés au mélange. Cuire encore 5 minutes.

4. Placer la laitue l haché dans la croûte. Coupez vos oignons, cornichons et fromage américain. Mettez-les de côté.

5. sur le dessus de la laitue, ajouter le mélange de viande et répartir uniformément. Ajouter les cornichons hachés et les oignons.

6. arroser de moutarde et de ketchup et de couronner le tout avec plus fromage râpé.

Recette #32 : All-mexicain Pizza sur croûte de fromage

Ingrédients : pour la croûte :

Ingrédients : pour la croûte :

• 1/2 tasse quatre fromage mexicain mélange

• 3/4 tasse cheddar fromage râpé

Ingrédients : pour la viande de taco :

• 1/2 lb 85 % nourris à l'herbe hachée

• 1/2 c. à thé fumé paprika

• 1 cuiller à café de poudre de chili

• 1/2 c. à thé de cumin moulu

• 1/2 c. à thé de poivre noir moulu

• 1/4 c. à thé poudre d'ail

• 1/2 c. à thé Rose sel de l'Himalaya

Ingrédients : pour la garniture :

• Salsa

Laitue • râpé

• Râpé cheddar fromage

- Cuillerées de crème sure

- Guacamole

- Pico de gallo

- Sauce piquante picante

Étapes à suivre :

1. préparer la viande de taco de brunissement de la viande bovine et d'ajouter tous les ingrédients secs taco :.

2. 2. cuire le tout pendant 5 minutes et mettre de côté pour refroidir un peu.

3. préparer la croûte en ajoutant 2 cuillères à soupe d'huile d'olive sur une poêle.

4. Placez le mélange mexicain et le cheddar sur le dessus une fois la poêle à chaud.

5. cuire pendant 5 minutes jusqu'à forme une croûte de fromage. Utilisez une spatule pour soulever ce dernier.

6. placer sur une plaque et commencer avec la viande et toute garniture de votre choix parmi la liste donnée en tête.

7. Profitez !

Recette #33 : Ail courgette Aglio e Olio

Ingrédients :

• 2 tasses nouilles courgettes

• 1 cuillère à soupe d'ail huile d'olive

• 1 cuillère à soupe de piment

• 3 cuillères à soupe salé beurre

• 1 cuillère à soupe de basilic frais haché

• 1/4 tasse de fromage Parmesan râpé

• 1 cuillère à soupe hachée ail

• 1 c. à thé flocons de piments rouges

• 1/4 tasse rasé de fromage Asiago

• Sel et poivre au goût.

1. faire fondre le beurre, ajouter un peu d'huile d'olive et ajouter l'ail à feu moyen. Ajouter le poivron rouge et les flocons de piment séché et cuire pendant 1 minutes. Mélanger le zoodles et cuire pendant 2 minutes seulement. Eteignez le feu.

2. transférer le zoodles dans une assiette, mélanger le basilic et garnir de Parmesan. Ajouter au fromage Asiago, si vous le souhaitez.

Recette #34 : Saucisse plus banane poivre Low-Carb Pizza

Ingrédients ::

• 1,5 tasses de fromage mozzarella

• Haché banane piments

• 1 cuillère à soupe ail huile d'olive infusée

• 1/3 tasse low-carb sauce tomate

• Parmesan râpé

• Garnitures de votre choix

• Assaisonnements de pizza/italien

• 1/4 tasse de fromage mozzarella

- émietté saucisse

- Blanc d'oignons

Étapes à suivre :

1. Préchauffez votre gril à 500 ° F.

2. créer une croûte par la cuisson de la mozzarella sur une poêle graissée. Une fois qu'il commence à grésiller, égaliser pour créer la croûte. Faire cuire pendant environ 5 minutes. Ajouter la sauce tomate lorsque les bords brunissent. Faire cuire pendant plus deux minutes. Faites-le glisser et le placer sur une plaque

3. faire cuire pendant environ 3-5 minutes alors qu'elle fond et commence à devenir sombre sur les bords.

4. Placez le fromage râpé. Ajouter la pizza assaisonnement ainsi. Garnissez de la saucisse, oignons, piments bananes et mozzarella avant de le mettre au four pendant 2 minutes seulement.

5. laisser reposer avant de le trancher il.

6. Profitez !

Recette #35 : Poulet courgettes et brocoli courgette

Ingrédients ::

- 10 onces courgettes (évidé)

- 5 oz déchiquetés Rotisserie poulet

- 1 tasse de brocoli

- 2 c. à soupe beurre

- 3 oz fromage de Cheddar

- 1 tige d'oignon vert

- 2-3 c. à soupe de crème

- Sel et poivre au goût

Étapes à suivre :

1. Préchauffer le four à 400F. Commencer à préparer les courgettes de couper sur la longueur et creuser la chair. Laisser la coque d'environ 1 pouce d'épaisseur.

2. faire fondre environ 2-3 cuillère à soupe de beurre et versez-les sur les coques de

courgettes et ajouter sel et poivre au goût. Placez-les dans les plus et les cuire pendant environ 2 minutes.

3. déchiqueter le poulet avec une fourchette. Couper le brocoli en bouchées. Ajouter la crème fraîche au mélange. Bien mélanger et mettre de côté pour le rembourrage.

4. une fois les courgettes a cuit, sortez-les la souvent et les remplir avec votre poulet et la farce de brocoli.

5. arrosez-les avec une généreuse quantité de fromage. Mettez-les au four pendant 25 minutes.

6. garnir d'oignon vert et garnir avec une généreuse quantité de mayo avant de servir.

Recette #36 : Thon et avocats morsures

Ingrédients :

• 10 onces en conserve thon

• 1 support avocat

• 1/3 tasse d'amandes farine

- 1/4 tasse de Mayonnaise

- 1/2 tasse d'huile de coco

- 1/4 tasse de fromage Parmesan

- 1/2 c. à thé poudre d'ail

- 1/4 c. à thé poudre d'oignon

- Sel et poivre au goût

Étapes à suivre :

1. vidanger la boîte de thon e placer le contenu dans un bol. Ajouter le fromage, mayonnaise et épices. Bien mélanger.

2. ajouter les tranches d'avocat dans le mélange. Veillez à ne pas l'écraser.

3. former des boules à l'aide de ce mélange et le vidage sur farine d'amande.

4. Faites chauffer l'huile de noix de coco. Quand il fait assez chaud, ajouter les boules de thon et les faire frire. Démouler et servir avec la trempette de mayo.

Recette # 37 : Gâteau sans farine de crabe cétogène

Ingrédients :

- 1 livre de chair de crabe forfaitaire jumbo

- 2 haché finement oignons verts

- 1 gros oeuf (Bio de préférence)

- 1/4 tasse de persil plat

- 1/4 tasse de coriandre fraîche

- 1 cuiller à thé assaisonnement Old Bay

- 1 cuiller à thé de sauce Worcestershire

- 1 cuillère à café de jus de citron frais

- 1/2 c. à thé en poudre moutarde

- 1/2 tasse de mayonnaise maison

- Une pincée de sel et poivre

- 2 c. à soupe huile d'olive

Étapes à suivre :

1. Place pris chair de crabe dans un saladier. Ensuite, ajoutez persil. Coriandre, oignon, jus de citron, moutarde, Old Bay et la sauce Worcestershire. Plier le mélange sans casser trop la chair de crabe.

2. battre un gros œuf et ajoutez la mayonnaise. Ajouter en fouettant bien. Verser doucement dans le mélange de crabe. Couvrir le récipient d'une pellicule de cuisine et laisser au réfrigérateur toute la nuit.

3. jetez l'excès de liquide. Façonner le mélange en 6 galettes d'environ 3 à 3,5 – pouces diamètre. Couvrir et réfrigérer à nouveau

4. une fois prêt à cuire, préchauffez le four à 200F.

5. ajouter l'huile à un endroit et une grande poêle sur feu moyen. Frire le gâteau de crabe sur 3-4 minutes de chaque côté jusqu'à ce que légèrement brun. Mettez-le au four pendant 10 minutes ou jusqu'à ce que cuit complètement.

6. servir chaud

Recette #38 : Quiche cétogène

Ingrédients :

• 1 recette tarte céto

- longe de porc 350g en dés

- 6 grandes tranches bacon, non-salées

- 4 gros œufs, fermier ou biologiques

- 2 gousses d'ail, écrasées

- 1/2 tasse fromage à la crème riche en matière grasse

- 1 tasse de fromage cheddar,

- 1 oignon rouge moyen

- 1/4 tasse fraîchement hachée ciboulette ou oignons de printemps

- 2 cuillers à soupe ghee ou saindoux

- poivre noir fraîchement moulu

Étapes à suivre :

1. Préparez la pâte à tarte céto. Cuire au four pendant 12 à 15 minutes sur 400F.

2. cuire l'ail et l'oignon pendant environ 5 minutes à l'aide de 2 cuillères à soupe de ghee. Ajouter les tranches de lard jusqu'à ce que croustillant et cuire pendant 5 minutes. Ajouter la longe de porc et faire dorer à feu moyen.

3. mélanger le fromage à la crème et les oeufs. Assaisonner avec du sel et du poivre. Ajouter une quantité généreuse de fromage cheddar. Ajouter les oignons hachés. Bien mélanger.

4. Placer le porc cuit dans la croûte et verser le mélange aux œufs. Répartir uniformément avec une spatule en bois.

5. faire cuire pendant 25 minutes. Laisser reposer pendant 5 minutes avant de servir.

Recette # 39 : Soupe Thai coco

Ingrédients : pour le bouillon

• 4 tasses de bouillon de poulet

• 100 g cru sauvage attrapé crevettes ou viande de cuisse poulet cru 100 g

• 30 grammes rouge oignon, tranché finement

• 1,5 tasses de noix de coco lait entier

• 3 feuilles de Lime Kaffir (trouvés sur les marchés asiatiques) le zeste de 1 citron vert bio OR

- 1 pouce citronnelle fraîches coupées en tranches ou 1 c. à thé séché citronnelle

- 3 ou 4 séchés piments Thaïs (ou vous pouvez remplacer ceci avec Jalapeno)

- 1 tasse de coriandre fraîche

- pouces 1 morceau de racine de gingembre frais

- 1 cuillère à café sel de mer

1 cuillère à soupe huile de noix de coco

- 30 grammes de champignons

Étapes à suivre :

1. mettre tous les ingrédients : dans une casserole et laisser mijoter 20 minutes très légèrement. Empêchez-le de bouillante.

2. la coriandre sur la souche et remettre le liquide dans la poêle.

3. ramener le bouillon à ébullition, puis ajoutez les crevettes ou poulet. Ajoutez les anchois ou les poissons sauce. Après 5 minutes, ajouter les champignons et laisser mijoter pendant 10-12 minutes.

4. ajouter le jus de citron avant de servir.

Recette #40 : Poulet et brocoli cocotte

Ingrédients ::

- 2 cuillères à soupe huile de noix de coco

- 3 tasses poulet cuit, déchiqueté

- 4 tasses brocoli frais

- 2 oeufs bio

- 8 oz de champignons tranchés

- 1 oignon blanc moyen

Poivre et sel de mer •

- 1 tasse de bouillon OS de poulet

- entier 1 tasse de lait de coco

- 1/2 cuillère à café de muscade, facultatif

Étapes à suivre :

1. Préchauffer le four à 350-400F. Beurrez un moule de casserole et mettre côté BOF un certain temps.

2. la vapeur le brocoli, mais ne le faites pas trop cuire.

3. faire revenir les oignons à l'aide d'huile de coco et assaisonner de sel et de poivre. Ajouter le poulet émincé, les champignons et les oignons dans la cocotte. Versez le bouillon de l'OS, oeufs, lait de coco et la noix de muscade. Ajouter une pincée de sel et de poivre.

4. Placer la cocotte dans le four et laissez-le refroidir pendant 10 minutes avant de servir.

Chapitre 19:12 délicieux dîner cétogène

Recette #41 : Chaudrée de poulet Lime

Ingrédients :

• 1 livre de cuisses de poulet

fromage à la crème riche en matière grasse • 8 oz

• 1 peut de faible teneur en glucides, tomates en dés

• 1 tasse de bouillon de poulet

• 1 petit oignon, haché

• 1 jalapeno

• Le jus de 1 citron vert

• 2 cuillères à soupe de coriandre, hachée (pour garnir, facultatif)

• 1 gousse d'ail, hachée

• 1 cuillère à café de sel

• 1 cuillère à soupe de poivre

1. mélanger tous les ingrédients : dans une cocotte. Placez-la en haut pendant au moins 4 heures. Cuisson lente peut se faire également. Faites-le pendant 6 à 9 heures.

2. après la cuisson, déchiquetez-le avec deux fourchettes.

3. Servez avec vos côtés préférées. Inclure un quartier de lime et un soupçon de fromage cheddar.

Recette #42 : Saumon au Pesto d'amandes

Ingrédients :

• 1 cuillère à soupe d'huile d'olive

• 1/4 tasse amandes

• 2 filets de saumon atlantique 6 oz

• 1 gousse d'ail

• 1/2 citron

• 1/2 c. à thé persil

• 2 cuillers à soupe de beurre

- 1/2 c. à thé Rose sel de l'Himalaya

- 1/2 échalote

- 2 poignées libres

Étapes à suivre :

1. Commencez par préparer votre pesto aux amandes. Mettre les ingrédients suivants : dans un robot culinaire : huile d'olive, l'ail et amandes. Pulse a peu de temps jusqu'à ce que vous obteniez une consistance crémeuse. Ajouter le persil et le jus d'un demi-citron. Ajouter une pincée de sel au goût.

2. le temps de préparer le saumon. Filets de saumon Pat sec. Saison des deux côtés, saler et poivrer. Graissez la poêle avec l'huile d'olive et faire cuire le saumon. Cuire de chaque côté pendant 4 à 6 minutes afin d'éviter ce dessèchement.

3. Mettez le beurre dans la poêle et badigeonner le saumon avec elle pendant quelques minutes. Servir le saumon sur un lit de frisee. Mettez une cuillerée de votre pesto d'amandes fraîchement préparé vers le haut. Garnir d'échalotes.

Recette #43 : Bifteck de flanc de Sriracha chaux

Ingrédients :

• 16 oz bifteck de flanc

• 2 cuillers à soupe d'huile d'olive

• 1 cuiller à thé vinaigre

• sel

• poivre

• 1 citron vert

• 2 cuillers à soupe sriracha

Étapes à suivre :

1. toutes les parties du steak avec la bonne quantité de sel & poivre de la saison. Cuisson au gril pendant 5 minutes de chaque côté pour médium-saignant.

2. couvrir le steak d'aluminium et laissez-la reposer pendant 5 minutes. Pendant ce temps, préparer la sauce. Simplement appuyer sur la chaux fraîche dans un bol et mélanger avec du

vinaigre et sriracha. Ajouter une pincée de sel & poivre. Ajouter lentement l'huile d'olive en fouettant.

3. tranche le steak finement servir avec des asperges grillées. Servir avec votre lime et sriracha sauce.

Recette #44 : Velouté de melon d'eau

• ¾ tasse ensemencée pastèque morceaux

• 2 cuillères à soupe crème bio

• 1/4 tasse framboises

• ¼ cuillère à café au large de jus de citron de resh

• 1 cuillère à soupe sirop de vanille sans sucre ou édulcorant

• ¼ c. à thé de menthe fraîche

• 1/2 tasse fraîchement fouettée crème épaisse

Étapes à suivre :

Mélanger tous les ingrédients : à l'exception de la crème fouettée. Servir dans un bol, garni de crème fraîche épaisse et un morceau de menthe fraîche.

Recette #45 : Cuisses de poulet au four

• 4 cuisses de poulet désossées

• 2 courgettes

radis daikon de • 1 tasse

• 1/2 tasse jus de carotte

• 2 cuillers à soupe de vinaigre balsamique

• 1-inchginger (haché)

• 1/4 tasse d'huile d'olive

1. Préchauffer le four à 350° F.

2. arrangé les cuisses sur une plaque à pâtisserie graissée. Placer les légumes en tranches, à côté de la poule.

3. préparer la sauce en fouettant ensemble votre huile d'olive, vinaigre balsamique et le gingembre haché. Versez une quantité généreuse de ce mélange sur votre poulet et les légumes. Assaisonner avec sel et poivre. Cuire au four pendant une demi-heure. Faire pas surcuire cela peut sécher le poulet. Griller pendant 3minutes supplémentaires.

4. servir et déguster !

Recette #46 : Longe de porc moutarde crémeuse

Ingrédients :

longes de porc • 4 4 oz

- 1/4 tasse de crème épaisse

- 1 cuillère à soupe moutarde

- 1 cuillère à soupe rose Himalaya sel de mer

- 1 cuillère à café de poivre noir

- 1 c. à thé paprika

- 1/2 tasse de bouillon de poulet

- 1 c. à thé thym

- 1 cuillère à café vinaigre de cidre

- 1 tasse de haricots

- Jus de demi citron

Étapes à suivre :

1. Assaisonnez votre longe de porc avec sel, poivre, thym et paprika.

2. saisir vos reins de porc sur feu vif des deux côtés pendant environ 2-3 minutes. Laissez-les reposer.

3. déglacer votre poêle avec le bouillon de poulet et faire cuire à feu moyen. Ajouter une cuillère à soupe de vinaigre de cidre de pomme. Verser 1/4 tasse de crème épaisse en remuant continuellement. Laisser mijoter pendant environ 10 minutes.

4. serrer dans votre demi citron et ajoutez le jus au mélange. Ajouter la moutarde après. Ajouter

votre longe de porc au mélange et enduisez-les avec la sauce crémeuse. Couvrir pendant 10 minutes.

5. servir avec des haricots verts. Versez le mélange sur la viande de porc.

Recette # 47 : Lasagne de courge Spaghetti

Ingrédients ::

• 2 1/2 tasses de courge Spaghetti (préalablement grillées pendant 20 minutes)

• 1lb organique nourri à l'herbe hachée

• 1 tasse de fromage Parmesan râpé

• gros oeuf

• 1/2 c. à thé origan

• 1/2 c. à thé basilic

• 1 cuillère à café de poudre de chili

• gousses d'ail hachée

• 2 tasses s de mozzarella

• 5 grains de sel de mer

• grains de poivre frais

sauce pour pâtes • 3/4 pot de taille moyenne faible teneur en glucides

• 2 cuillerées à thé de flocons de piment rouge

Étapes à suivre :

1. faire rôtir votre Courge spaghetti au four pour une heure à 350F laisse reposer 5 minutes par la suite.

2. Faites chauffer la sauce pour pâtes faibles en glucides et laisser mijoter pendant environ 10-15 minutes.

3. préparer les boulettes de viande et les faire frire dans une grande casserole à l'aide de ghee ou beurre.

4. lorsque les boulettes de viande sont cuits tout au long, ajoutez-les à la sauce pour pâtes.

5. obtenir la courge grillée et coupées en moitié. Évidez la chair et enlever les graines. Mettre de côté.

6. dans une poêle allant au four, faire une couche de courge, sauce pour pâtes, fromage mozzarella. Faire 2 couches des ingrédients :.

7. cuire au four pendant 30 minutes à 350F. Servez dans la coquille de la courge. Couronner le tout avec plus de fromage.

Recette #47 : Facile Keto Buffalo wings

Ingrédients ::

• 6 ailes de poulet

• 1/2 tasse chaude Sauce

• 2 cuillers à soupe de beurre

• l'ail en poudre

• paprika

• poudre de cayenne

• Sel et poivre au goût

Étapes à suivre :

1. couvrir vos ailes de poulet finement avec sauce piquante rouge. Assaisonner de sel et de poivre. Eux bien mélanger. Réfrigérer vos ailes

de poulet enrobées pour environ une heure ou deux.

2. Allumez votre poulet de chair élevé. Étendez les ailes de poulet sur la grille du four afin qu'ils aient assez d'espace entre eux pour la flamme atteindre les côtés. Faire cuire pendant 8 minutes ou jusqu'à ce que bien brun.

3. préparer votre sauce en mélangeant ensemble vos restant de sauce chaude et 2 cuillères à soupe de beurre non salé et placez sur feu moyen. Vous pouvez ajouter le cayenne et le paprika.

4. une fois les ailes de poulet sont cuits, placez-les dans un bol et versez le mélange de sauce piquante sur eux. Mélanger pour enrober uniformément.

Recette #48 poulet Kiev

Ingrédients :

• 2 poitrines de poulet (6 oz chacun)

• 4 cuillères à soupe de beurre

- 1/4 tasse couennes de porc

- 2 gousses d'ail

- 1/4 tasse farine de noix de coco

- persil

- 1 tiges d'oignon vert

- estragon

- sel, poivre

- 1 œuf

Étapes à suivre :

1. Préchauffer le four à 350F. Livre votre poulet pour faire réfléchir. Assaisonner avec eux avec sel, poivre, estragon et persil finement haché.

2. Ajouter 1 cuillère à soupe de beurre non salé, l'oignon vert et l'ail émincé. Rouler le poulet et fixer les extrémités avec des cure-dents.

3. recouvrir de couennes de porc écrasé. Ce sera le substitut à la chapelure.

4. draguer votre poulet roulé dans la farine de noix de coco et les oeufs battus. Les couennes de porc tu es troisième couche.

5. réfrigérer pendant au moins 1 heure.

6. faire frire le poulet à l'aide de l'huile de coco pendant environ 5 minutes de chaque côté. Transférez-les dans un plat graissé allant au four et faire cuire pendant 2 minutes.

7. Placer le poulet dans le réfrigérateur pendant environ 30 minutes avant la cuisson il sur tous les côtés dans une poêle bien huilée.

8. servir avec une poignée de roquette.

Recette #49 : Rôti de poulet Cajun
Ingrédients :

• 4 petites poitrines de poulet (.5lb)

• 2 cuillers à soupe assaisonnement cajun

• 1/2 c. à thé de poivre de cayenne

• 2 tasses de crème épaisse

• 3 cuillères à soupe de beurre

• Sel et poivre au goût

Étapes à suivre :

1. livre votre poitrine de poulet et assaisonnez avec 2 cuillères à soupe assaisonnement cajun.

2. chauffer l'huile d'olive et ajouter le poulet dans la poêle et le couvercle. Cuire pendant environ 5 à 7 minutes de chaque côté. Laisser reposer pendant environ 10 minutes.

3. le temps de préparer la sauce. Chauffer de la crème, sel d'ail, beurre, un autre 1 c. à thé assaisonnement cajun et 1/2 c. à thé de poivre de cayenne sur feu moyen. Vous pouvez également ajouter une pincée de paprika pour la chaleur supplémentaire.

4. couper le poulet en tranches, en diagonale et placez sur une assiette. Napper de la sauce crémeuse.

5. vous pouvez servir ce avec des spaghettis de courge

Recette #50 : Cuisses de poulet libanais ail

Ingrédients :

• 2 cuillers à soupe ghee ou saindoux

• 4 cuisses de poulet

• Huile d'olive à l'ail

• Origan.

• Une poignée de jeunes carottes

• Un oignon blanc moyen

• 2 tomates Roma

• 10 gousses d'ail entières

• Le jus de 1 gros citron

• Sel et poivre au goût

Étapes à suivre :

1. Préchauffer le four à 500 degrés.

2. Nappez le fond d'un moule avec environ deux cuillères à café d'huile d'olive de l'ail. Ajouter les cuisses de poulet. Vous pouvez également ajouter vos oignons, carottes, tomates et des gants de l'ail entre les cuisses.

Placez au moins deux gousses d'ail sur le dessus des cuisses.

3. Versez le jus de citron sur les cuisses et filet d'huile d'ail plus.

4. arroser le ghee ou de lard sur le poulet. Saupoudrer d'origan et ajoutez sel et poivre au goût.

10:05 minutes, placez la casserole dans le four pour cuire encore 30 minutes.

6. crisp vers le haut en les plaçant dans le gril pendant 5 minutes. Profitez !

Recette #51 : Soupe de brocoli au fromage

Ingrédients ::

• 1/2 blanc oignon

• c. à soupe beurre

• 1 tasse bouillon

• 1 tasse de crème épaisse

• 12 oz brocoli

• 8 oz cheddar

- 1/4 c. à thé de xanthane

- sel, poivre

- 1/2 c. à thé paprika

Mode d'emploi :

1. commencer à chauffer un pot de grande soupe avec une cuillère à soupe de beurre. Faire revenir l'oignon et l'ail pendant 5 minutes. Versez la crème et le bouillon de votre choix (boeuf ou poulet préféré). Ajouter une tasse d'eau. Assaisonnez ce mélange avec le paprika, le sel et poivre.

2. ajouter vos bouquets de brocoli dans le mélange et laisser mijoter pour réduire la sauce pendant environ 25 minutes.

3. au bout de 25 minutes de lorsque le brocoli nous cuits, ajoutez environ 8oz de fromage cheddar. Remuer constamment pour faire fondre le fromage.

4. une fois que le fromage soit complètement fondu, éteignez le feu. Placez le contenu entier d'un mélangeur et d'impulsions loin. Vous

pouvez utiliser un mélangeur à main. Tout en mélangeant ajouter about1/4 c. à thé de gomme de xanthane. Cela rendra également votre soupe plus épaisse.

5. servir avec plus de fromage sur le dessus.

Recette #52 : Bisque de homard

Ingrédients :

• 24 oz morceaux de homard

• 4 gousses d'ail

• 1 tasse de crème épaisse

• 1/2 oignon rouge

• bouillon de fruits de mer 1-quart

• 2 carottes

• ½ tasse persil.

• 4 branches de céleri

faible teneur en glucides • 1/2 tasse de tomates

• 2 tasses blanc vin

• 1 cuillère à soupe d'huile d'olive (pas extra vierge)

• 1 oz brandy

- 3 feuilles de Laurier

- 1 cuillère à soupe sel

- 1 c. à thé thym

- 1 c. à thé poivre

- 1 c. à thé paprika

- 1 cuillère à soupe fraîche jus de citron

- Une poignée de persil haché finement

- 1 c. à thé thym

- 1 cuillère à café de xanthane

Étapes à suivre :

1. Hachez finement les légumes (ail, oignon, céleri et les carottes). Faire revenir l'oignon dans l'huile d'olive dans une marmite de soupe. Ajouter l'ail pendant environ 5 minutes. Déglacer la casserole avec le vin blanc. Vous ajoutez carottes et le céleri.

2. ajouter le cognac, pâte de tomate et le bouillon. Bien mélanger. Vous pouvez maintenant ajouter vos herbes et épices. Laisser cette soupe mijoter pendant une heure.

Une fois que la soupe est cuite, retirez les feuilles de Laurier.

3. ajouter la crème épaisse et laisser mijoter à nouveau. Vous pouvez épaissir votre soupe en ajoutant une cuillère à café de gomme de xanthane. Toujours en remuant la soupe.

4. en utilisant un mélangeur à main, pulse la soupe jusqu'à ce que tous les légumes deviennent crémeux dans la texture.

5. faire cuire votre homard en sautant des morceaux de celui-ci dans le beurre.

6. Placez votre biscuit dans votre bol et ajouter les morceaux de homard au beurre.

7. ajouter le jus de citron, ciboulette et persil sur le dessus.

Chapitre 20 : Six douces et irrésistibles Desserts cétogène

Recette #53 : Fraises, farcis au fromage

Ingrédients ::

• 10 petites fraises

• 3 oz fromage à la crème

• 1/4 tasse d'amande farine

• 2 cuillers à soupe sans sucre sirop de vanille

Étapes à suivre :

1. Versez la farine d'amandes sur une plaque. Faire chauffer le fromage à la crème 3 oz utilisant le micro-ondes pendant 15 secondes seulement.

2. Ajoutez le sirop au mélange.

3. en utilisant une pipette, scoop sur le mélange et les trucs les fraises.

4. chauffer le fromage à la crème au micro-ondes pendant 15 secondes. Rouler les fraises sur la farine d'amande.

5. réfrigérer pendant une heure. Servir.

Recette n ° 54 : beurre de cacahuète et gelée de truffes

Ingrédients :

• 1/2 tasse framboises

• coupe : le beurre d'arachide croquant

• tasses de crème épaisse

Étapes à suivre :

1. mettre en place une plaque de cuisson et placez 30 revêtements mini cupcake. Vaporiser avec de l'huile de noix de coco.

2. mélanger le beurre d'arachide et la crème épaisse. Ajouter la purée de framboises au mélange.

3. l'aide d'une pipette, appuyer sur le mélange et placez-les dans les doublures de cupcake. Ne

pas remplir leur complètement. Laisser environ 2cm d'espace.

4. Ajoutez les framboises hachés sur le dessus. Geler pendant une heure ou toute la nuit. Profitez !

Recette #55 : Sage et Berry salade de fruits au Mascarpone et l'habillage de la gousse de vanille

Ingrédients :

• 1 tasse de petits fruits

• 1 cuillère à soupe mascarpone

• Haché feuille de sauge

• 1/2 gousse de vanille

• 1/2 c. à soupe de crème épaisse

Étapes à suivre :

1. mettre tous les baies dans un arc unique. Ajouter la sauge hachée.

2. dans un autre récipient, mélanger la crème épaisse, la pulpe d'une gousse de vanille et le mascarpone. Chauffer le mélange pendant 10 secondes. Versez sur les baies. Profitez !

Recette #56 céto Choco Fudge Brownies

Ingrédients ::

• 5oz Baker s chocolat

• 1/2 tasse huile de noix de coco bio

• 2 cuillers à soupe ghee ou saindoux

• 1 tasse d'amandes farine

taille moyenne • 1 œuf battu

• 1 cuillère à soupe beurre de cacahuète

• 1 tasse érable sans sucre ou sirop de vanille

Étapes à suivre :

1. Préchauffer le four à 375F. Faites fondre le chocolat dans une rôtissoire double et ajoutez le ghee, beurre d'arachide et l'huile de noix de coco dans le mélange.

2. une fois que le chocolat a complètement fondu, considérer notre de la rôtissoire double et ajouter le reste des ingrédients :. Lentement, pliez-les.

3. verser la pâte dans un verre plat tapissé de papier sulfurisé.

4. cuire au four pendant 25 minutes. Retirer du four et laissez-le refroidir pendant 10 minutes.

5. couper en petits carrés. Réfrigérer pendant au moins 1 heure avant de servir.

Recette # 57 : Boisson chaude de chocolat cétogène

Ingrédients :

• 1 cuillère à soupe Dagoba organiques Chocodrops 73 % de Cacao

• 1 tasse de noix de coco amande lait

• 1/2 c. à thé huile de coco

• 1 cuillère à soupe de crème épaisse

Étapes à suivre :

1. chauffer le lait de coco aux amandes sur feu moyen. Ajouter les pépites de chocolat jusqu'à ce qu'elle a complètement fondu.

2. verser l'huile de noix de coco.

3. transférer dans une tasse.

4. garnir de crème épaisse avant de servir.

5. ajouter l'huile de coco ou le beurre de karité

6. Versez dans une tasse et garnir de crème fraîche épaisse.

7. mélanger et bonne chance !

Recette # 58 : Céto beurre-Choco Fudge Square
Ingrédients ::
carrés de chocolat non sucrés • 3oz de Baker
• 2 cuillers à soupe ghee
• 2 cuillers à soupe de beurre
• 2 c. à soupe huile de noix de coco
• 1/3 tasse sirop d'érable sans sucre
• 1/3 tasse : le beurre d'arachide biologique
• 1 cuillère à soupe sans sucre sirop de vanille

Étapes à suivre :

1. faire fondre tous les ingrédients : dans une rôtissoire double. Transférer dans un moule tapissé de papier sulfurisé.

2. conserver au réfrigérateur pendant la nuit. Couper en petits carrés.

3. servir et déguster !

Chapitre 21 : Conclusion

Merci d'avoir téléchargé ce livre.

Je souhaite ardemment que j'ai été en mesure de transmettre un message très important sur la santé et le bien-être par le biais de la notion et l'application du régime cétogène.

N'oubliez pas que prendre soin de soi grâce à une gestion du poids et de régime est primordiale pour la qualité de vie.

Merci encore, et j'espère que vous avez aimé ce livre et tous les autres livres de cette série, comme beaucoup, j'ai bien aimé l'écrire.

A bientôt à la vie bonne et saine !

Arnold Yates

ARNOLD YATES

1-Musculation : Comment créer facilement des Muscles et garder de masse en permanence : 10 X vos résultats et construire le Physique que vous voulez.

2-gymnastique : Guide de poids corporel exercice complet, de construire votre corps de rêve en 30 Minutes

3-Atkins Diet - perdre du poids et se sentir très bien avec les astuces et recettes.

4- hypertension artérielle solutions : 40-super-aliments qui abaissera naturellement votre pression artérielle

Juste pour dire « Merci » pour acheter ce livre

Je tiens à vous donner des « 6 principes à 6 pack abs », une valeur de 19,99 $.

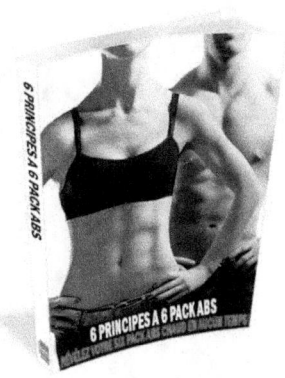

www.ingramcontent.com/pod-product-compliance
Lightning Source LLC
Chambersburg PA
CBHW062126280526
45788CB00001B/68